CONTRIBUTION A L'ÉTUDE

DE LA

PÉRIARTHRITE SCAPULO-HUMÉRALE

PAR

LE DOCTEUR LÉON CARPANETTI

DE L'UNIVERSITÉ DE PARIS

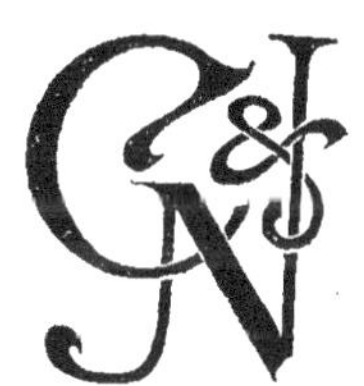

PARIS

GEORGES CARRÉ ET C. NAUD, ÉDITEURS

3, Rue Racine, 3

1898

CONTRIBUTION A L'ÉTUDE

DE LA

PÉRIARTHRITE SCAPULO-HUMÉRALE

PAR

LE DOCTEUR LÉON CARPANETTI

DE L'UNIVERSITÉ DE PARIS

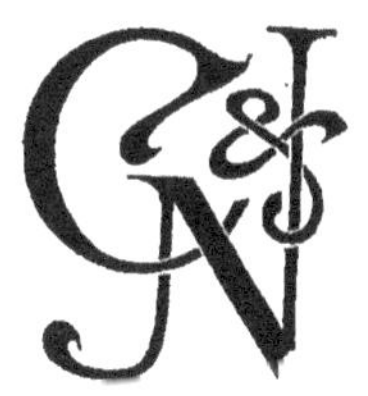

PARIS

GEORGES CARRÉ ET C. NAUD, ÉDITEURS

3, Rue Racine, 3

1898

A MES CHERS PARENTS

A MES AMIS

A MON PRÉSIDENT DE THÈSE

MONSIEUR LE PROFESSEUR TILLAUX

Membre de l'Académie de Médecine
Commandeur de la Légion d'honneur

A MONSIEUR LE PROFESSEUR AGRÉGÉ WALTHER

A MES MAITRES DANS LES HOPITAUX

C'est sous la direction d'un excellent maître, M. Walther, professeur agrégé, que nous avons pris les observations, qui ont servi de base à notre travail. Nous tenons à lui exprimer ici toute notre reconnaissance pour son bienveillant accueil, pour les conseils qu'il ne cessa de nous prodiguer pendant tout le temps, que nous avons passé avec lui à l'hôpital Saint-Antoine.

Parvenu au terme de nos études médicales, c'est pour nous un devoir de remercier nos maîtres dans les hôpitaux, MM. Reclus, Gérard-Marchant, Doléris, Duguet et Bourcy, dont nous tâcherons de nous rappeler toujours les sages conseils dans notre pratique future.

A M. Bizoul, professeur au collège de Bône, notre maître dévoué.

A MM. Wiart, Schœffer, Gosset, nos internes et nos amis, qui furent pour nous des guides précieux, nous exprimons ici toute notre gratitude.

Nous remercions M. le professeur Tillaux d'avoir bien voulu nous faire l'honneur de présider notre thèse et de nous avoir permis de publier une observation, qui a fait l'objet d'une de ses cliniques.

INTRODUCTION

Notre maître, M. Walther, a été frappé de la fréquence de périarthrite de l'épaule. Il nous a suffi en effet, de suivre pendant deux mois sa consultation à l'hôpital Saint-Antoine, pour en observer plus de dix cas (1). Il est important de ne pas ignorer cette affection, car elle n'a, par elle-même, aucune tendance à la guérison. Méconnue ou mal soignée elle peut déterminer une impotence définitive, plus ou moins complète, du membre supérieur.

C'est pourquoi nous avons entrepris de rappeler les travaux des maîtres éminents Jarjavay et Duplay, qui surent, les premiers, établir le syndrome de la périarthrite, ainsi que le siège et la nature de la lésion qui lui correspond.

N'ayant rencontré que des cas de périarthrite à forme sèche, c'est celle-ci surtout que nous avons eu pour but d'étudier, ne pouvant toutefois passer complètement sous

(1) Nous en publions neuf observations recueillies dans ce laps de temps ; mais il en est trois au moins que nous n'avons pu compléter et que nous n'avons pas citées.

silence la périarthrite avec épanchement, si importante à connaître au point de vue de la pathogénie, puisque très nettement dans un cas (Jarjavay) elle ne fut que la première phase d'une périarthrite à forme sèche.

Nous tenons cependant à déclarer que cette seconde partie de notre thèse a été volontairement abrégée. L'étude des épanchements de la bourse sous-acromiale comporterait un développement beaucoup plus complet.

HISTORIQUE

Avant 1867, époque à laquelle parut le mémoire de Jarjavay, on ne trouve pas dans l'histoire de la médecine d'observations se rapportant à la périarthrite scapulo-humérale. Les auteurs attribuent les symptômes de cette affection à une lésion plus ou moins hypothétique : la luxation du tendon de la longue portion du biceps huméral. Jarjavay, qui le premier en infirma la valeur, fait précéder sa démonstration d'un historique complet de cette question et nous ne pouvons mieux faire que de résumer les renseignements qu'il donne :

« Cowper, dit-il, a relaté un cas de luxation de la longue portion du biceps brachial ; c'est dans sa *Myotoma réformata*, page 149, qu'il en fait mention.

Bromphied (*Chirurg. Obs. and Cases*, v. II, p. 16), « ose affirmer » que quelques chirurgiens ont vu, par suite de la luxation du tendon dont il s'agit, hors de sa coulisse, une immobilité de l'épaule, avec douleur très violente, qu'ils avaient fait cesser en imprimant à la tête de l'humérus des mouvements de rotation dans divers sens, pendant que l'avant-bras était fléchi et que des doigts de l'autre main, ils replaçaient le tendon dans sa coulisse.

On lit dans Monteggia, que ce chirurgien, eut l'occasion de voir une femme qui, étant soutenue par le bras au moment de faire une chute, éprouva une forte douleur à la portion supérieure de ce membre, douleur qui ne cessa qu'au moment où cette femme sentit revenir à sa place quelque chose de déplacé ».

Décrivant l'ensemble des symptômes qui ont fait croire aux auteurs qu'il cite, à une luxation du tendon de la longue portion du biceps brachial, Jarjavay ajoute « que la preuve matérielle de cette lésion leur a fait complètement défaut ».

Par contre cependant, d'autres auteurs ont trouvé cette luxation dans leurs dissections.

Stanley en a publié une observation, mais son hésitation à admettre ce fait en dehors d'une luxation de la tête humérale, autorise le lecteur à rester dans le doute sur la simplicité de la lésion observée.

John Gregory Smith publie des faits se rapportant très nettement à des luxations de l'épaule.

Le cas de John Soden, communiqué par Richard Patridge, à la Société royale de Londres, le 6 juillet 1841, a été fortement critiqué par Malgaigne. L'articulation présentait tous les caractères anatomiques de l'arthrite chronique et la gaîne du tendon en question n'était que dilatée.

Les observations citées plus haut n'ont-elles donc aucun rapport avec la luxation du tendon du biceps huméral, trouvée dans quelques cas sur le cadavre, mais sans qu'on ait pu fournir de renseignements sur les causes qui l'ont déterminée, ni sur la symptomatologie à laquelle elle a donné lieu ?

Il serait peut être téméraire de l'affirmer absolument; mais comme nous le verrons dans le cours de notre étude il semble bien que la plupart des cas de luxation du biceps sont des périarthrites méconnues.

Les conclusions si précises du mémoire de Jarjavay, prouvent que non seulement il a su renverser la théorie ancienne; mais encore qu'il a eu l'intuition de la véritable nature des lésions « l'inflammation de la bourse séreuse sous-acromiale », dont il a trouvé très souvent les traces dans le cours de ses dissections, sans toutefois pouvoir démontrer qu'elle se rapportait bien à l'affection qu'il étudiait. Et pourtant, dans l'un des cas qu'il avait observés (Obs. XVII) elle fut la conséquence d'un hygroma de cette bourse séreuse, qu'il dut ponctionner deux fois ? Il y voyait avec raison un rapport de cause à effet, entre cette inflammation aiguë, les brides fibreuses qui, sur le cadavre, remplaçaient le tissu lamelleux normal, et les symptômes qu'il avait observés.

Il appartenait au professeur Duplay de faire d'une façon définitive et irréfutable cette démonstration. Un de ses malades succomba à une pneumonie et son autopsie démontra que les symptômes de périarthrite scapulo-humérale (dénomination due au professeur Duplay), se rapportaient à la lésion de la bourse sous-acromio-deltoïdienne. Dans son remarquable travail, paru en 1872, et intitulé : « De la périarthrite scapulo-humérale et des raideurs de l'épaule qui en sont la conséquence », il publia des observations se rapportant à la forme chronique de la maladie ; il en étudia les causes, en décrivit les symptômes d'une façon plus complète que Jarjavay, trop préoccupé par la recherche de cette sensation de quelque chose de luxé et de réduit alternativement dans les mouvements du membre malade.

Le syndrome et le mot « périarthrite » étaient donc créés.— Critiquée par le professeur Gosselin, qui reconnut bientôt son erreur et fit l'étude de la périarthrite du genou, cette notion nouvelle fut étendue par Duplay, à l'articulation coxo-fémorale.

Pour nous en tenir à l'articulation de l'épaule, nous citerons parmi les travaux qui suivirent :

Les thèses de Gauthier, de Juanchuto de Cambo, de Desche ;

L'étude du traitement de la périarthrite scapulo-humérale, par Berne ;

Quelques articles parus dans les journaux américains, entre autres ceux de Gibney et d'Amidon ;

Enfin les études de Desplats, de Lille, défenseur de la théorie « médicale » de la périarthrite ; la lésion primordiale serait pour lui la névrite du circonflexe.

Cette opinion est partagée par M. le professeur Tillaux, qui l'a soutenue, pour la plupart des cas, dans son traité de chirurgie clinique.

ANATOMIE

Il y a deux parties bien distinctes dans l'articulation de l'épaule :

1° L'article proprement dit, énarthrose, formée par la tête humérale d'une part, la cavité glénoïde et son bourrelet d'autre part, réunis par une capsule fibreuse, renforcée par des ligaments ;

2° Des bourses séreuses, d'une importance très grande pour l'intégrité des mouvements de l'épaule, entre l'articulation et les tissus péri-articulaires. C'est ce qu'il nous importe de bien connaître :

« L'articulation scapulo-humérale est en rapport immédiat avec le cône musculo-tendineux formé par quatre muscles qui vont des faces de l'omoplate aux tubérosités de l'extrémité supérieure de l'humérus. Ces muscles sont le sous-scapulaire qui recouvre la partie antérieure de la capsule et la pénètre ; le sus-épineux qui couvre sa partie supérieure ; le sous-épineux et le petit rond, qui revêtent sa partie postérieure.

Ainsi revêtue de sa *coiffe musculo-tendineuse*, la tête humérale entre en contact supérieurement avec la voûte ostéo-fibreuse, que forme l'acromion et le coracoïde reliés par le ligament acromio-coracoïdien. Cette voûte surplombe comme un auvent la cavité glénoïde, agrandissant par le fait la cavité de réception et de protection de la tête humérale. La voûte acromio-coracoïdienne est prolongée en dehors, en avant et en arrière par le triangle musculaire du deltoïde qui achève l'enveloppement de l'article. Au dessous du muscle, un mince feuillet aponévrotique continue le ligament acromio-coracoïdien. Toutes ces parties sont, je le répète, en contact immédiat avec l'articulation, et les frottements de la tête humérale ont créé une grande bourse séreuse : la bourse séreuse sous-deltoïdienne.....

Cette bourse séreuse la plus grande et la plus constante est située entre la face profonde du deltoïde, la voûte acromio-caracoïdienne, d'une part, les tubercules de l'humérus et le manchon capsulaire, d'autre part ; elle s'étend assez souvent plus en dedans sur la face supérieure du tendon sus-épineux; cette bourse peut communiquer exceptionnellement, avec la synoviale articulaire ». (Poirier, *Anatomie*).

Les autres bourses séreuses de l'épaule sont :

« *a*) La bourse séreuse du sous-scapulaire située entre la face profonde du tendon du sous-scapulaire, le col de l'omoplate et la partie correspondante de la capsule; elle s'étend en dedans jusque dans la fosse sous-scapulaire sous la forme d'un prolongement digitiforme. Nous avons dit que cette séreuse communiquait le plus souvent, chez l'adulte, avec le prolongement sous-scapulaire de la synoviale au niveau du foramen ovale.

b) La bourse sous-coracoïdienne, souvent réunie à la précédente, s'étale entre l'apophyse coracoïde et le bord supérieur du sous-scapulaire ; elle est créée par les frottements du tendon sur la face humérale de l'apophyse.

4° Une bourse séreuse, moins constante, est située entre la face antérieure du sous-scapulaire et la petite tubérosité et la face postérieure des tendons réunis du coraco-brachial et du biceps ; elle s'étend en haut sous l'apophyse coracoïde. Elle communique souvent avec la grande séreuse sous-deltoïdienne ». (Poirier).

Il existe donc autour de la tête humérale un véritable système de glissement, créé par la multiplicité des mouvements de l'épaule. Que ces bourses viennent à s'enflammer, qu'elles soient détruites ou modifiées par un agent pathologique quelconque et que de ce fait, le glissement, qu'elles permettaient, soit empêché, il en résultera des troubles profonds dans la physiologie normale de l'articulation, si profonds même qu'ils pourront simuler l'ankylose de l'épaule que seule, semblait-il, une lésion de l'articulation elle-même pouvait causer.

Ainsi de cet aperçu rapide de l'anatomie de l'épaule, il résulte clairement que la diminution ou la perte complète des mouvements de l'articulation peuvent dépendre d'une lésion des agents passifs de ces mouvements, qui sont :

D'une part, les surfaces articulaires, la capsule et les ligaments ;

D'autre part, les bourses séreuses péri-articulaires.

Mais la contractilité normale des muscles est aussi nécessaire pour la production des mouvements. S'ils sont atrophiés, en état de contracture pathologique, il en résultera également une impotence fonctionnelle en dehors même d'une lésion du système articulaire proprement dite. Une inflammation du nerf circonflexe sera suivie d'atrophie musculaire, et les nerfs commandant également la nutrition de tous les tissus, quoi d'étonnant qu'on ait voulu expliquer par une névrite primitive tous les troubles péri-articulaires ?

ANATOMIE PATHOLOGIQUE — PATHOGÉNIE

Ainsi nous sommes arrivés par des considérations anatomiques et physiologiques à cette conclusion : qu'en dehors de tout phénomène d'arthrite, certains faits de raideur de l'épaule peuvent dépendre :

1° D'une inflammation primitive des bourses séreuses de l'épaule, avec la possibilité d'une atrophie musculaire et d'une névrite secondaire ;

2° Ou d'une névrite primitive avec troubles trophiques consécutifs, savoir : atrophie musculaire, inflammation des bourses séreuses.

Telles sont, les deux doctrines en présence desquelles nous allons nous trouver pour expliquer les symptômes de la périarthrite scapulo-humérale :

1° ***Théorie de Jarjavay et de Duplay.*** — Nous ne reviendrons pas sur la luxation de la longue portion du biceps huméral. Jarjavay démontre la fausseté de

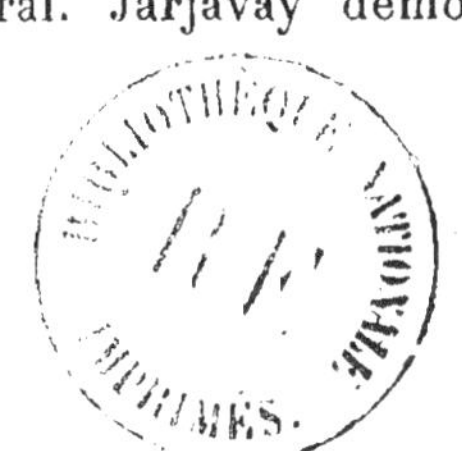

cette notion. Il constate dans une de ses observations (Obs. XVII) que l'affection, qu'on décrivait sous cette étiquette, avait été consécutive à un hygroma aigu de la bourse séreuse sous-acromiale. « Ainsi, dit-il, une inflammation de la bourse séreuse sous-acromiale peut amener une certaine modification dans les parois, modification qui donne lieu aux mêmes phénomènes que ceux que nous avons signalés, quand après avoir renversé le muscle deltoïde sur l'acromion et la clavicule, nous avons trouvé sur des cadavres l'épaississement et la sécheresse des parois de cette bourse, que nous avons constaté le claquement ou le bruit que produit le trochiter quand cette tubérosité les comprime contre l'acromion au moment où elle s'enfonce au-dessous de cette apophyse.

« De tout ce qui précède je crois pouvoir conclure :

« 1° Que la luxation simple du long tendon du muscle biceps brachial n'existe pas ou du moins qu'elle n'est pas démontrée ;

« 2° Que la lésion que l'on a prise pour une luxation de ce tendon a son siège dans la bourse séreuse sous-acromiale.

« 3° Que cette lésion consiste dans un gonflement inflammatoire occasionné par la contusion ou la déchirure de cette bourse séreuse et consécutivement à l'inflammation, dans l'hypertrophie avec induration de ses parois et la transformation fibreuse des lames habituellement celluleuses qui la traversent ».

Ainsi, pour Jarjavay, qui a surtout étudié des cas de périarthrites aiguës, il semble que toujours la première phase de l'affection soit une inflammation de la bourse séreuse sous-acromiale; inflammation plastique ou avec épanchement, qui plus tard s'organise et transforme en tissu fibreux, le tissu lamellaire lâche sous-deltoïdien L'articulation est saine, l'atrophie des muscles n'est qu'un phénomène tout à fait secondaire.

A la suite de la relation de l'autopsie qu'il a faite (Obs. II), Duplay conclut :

« 1° Que chez un individu présentant au plus haut degré les symptômes d'une ankylose fibreuse de l'épaule, suite d'une luxation réduite aisément, l'articulation scapulo humérale est intacte.

2° Que la cause de la raideur de l'épaule réside dans des lésions extra-articulaires.

3° Enfin que selon ses prévisions, ces lésions évidemment d'origine inflammatoire, et consécutives au traumatisme, consistent dans un épaississement de la bourse séreuse sous-acromiale et dans des adhérences fibreuses entre la face profonde du deltoïde et l'extrémité supérieure de l'humérus ».

Pour le professeur Duplay, il n'y a donc pas non plus de lésions de l'article et l'atrophie musculaire n'est pas le phénomène important. La lésion essentielle réside dans les bourses séreuses péri-articulaires ; elle est de nature inflammatoire et consécutive à un traumatisme.

Ainsi donc Jarjavay nous a montré que cette lésion existe assez souvent sur les cadavres ; que dans un cas un hygroma aigu sous-acromial précéda nettement l'apparition de raideurs articulaires. Le professeur Duplay démontre d'une façon irréfutable, par une autopsie, la vérité de cette conception.

La relation d'une autopsie faite par le Dr Lannau (1), confirme ces faits. L'observation serait semblable en tout point à celle du professeur Duplay.

Mais serons-nous en droit de conclure, chaque fois que nous nous trouverons en présence de phénomènes semblables, après une luxation de l'épaule, que l'articulation est indemne, qu'elle n'est pour rien dans la gêne des mouvements ?

Dans une de nos observations où la périarthrite fut consécutive à une luxation, les brides fibreuses furent deux fois rompues, après chloroformation, et le malade fut régulièrement massé et électrisé. Malgré un traitement prolongé ; la raideur articulaire persiste , il n'y a pas d'atrophie musculaire ; le malade est au contraire fortement musclé. Trouverait-on, dans ce cas, l'articulation saine ?

Logiquement, pour démontrer que la raideur articulaire a pour cause l'inflammation des bourses séreuses de l'épaule, il faudra s'appuyer simplement sur des cas (et ils sont assez nombreux) où les symptômes de périarthrite ne seront pas consécutifs à une luxation.

Le professeur Duplay a trouvé, « le deltoïde du côté malade atrophié, avec un tissu plus pâle que celui du côté opposé », mais persuadé du peu d'importance de cette lésion, dans la pathogénie de la périarthrite, il n'a fourni aucune notion histologique ni sur l'état du muscle,

(1) « Depuis, dans une seconde autopsie, dont la relation m'a été fournie par M. le Dr Lannau, ancien interne des hôpitaux, médecin à l'hôpital Saint-Germain, on a constaté absolument les mêmes lésions ». Duplay, leçon recueillie par Duret. (*Progrès médical,* 1873, p. 329).

ni sur l'état du nerf circonflexe. Il a noté cependant « une rougeur et une injection marquées » du nerf cubital et briachial cutanée interne. (Obs. II).

De cet exposé nous retiendrons :

a) Que l'inflammation aiguë ou chronique de la bourse séreuse sous-acromio-deltoïdienne est démontrée par l'observation clinique et les recherches anatomiques de Jarjavay et de Duplay.

b) Qu'en présence d'une luxation antérieure de l'épaule, nous ne pouvons affirmer l'intégrité absolue de l'articulation elle-même.

c) Que l'atrophie musculaire et la névrite ne sont que des phénomènes secondaires sans grande importance.

2° ***Théorie de Desplats et de Tillaux***. — Henri Desplats public dans le *Journal des sciences médicales* de Lille, deux observations de périarthrite rhumatismale (voir obs. XIV et XV), d'après lesquelles il démontre :

« 1° Que l'affection décrite par S. Duplay sous le nom de périarthrite scapulo-humérale, et caractérisée par la gêne des mouvements de l'épaule etc., etc..... peut être une manifestation du rhumatisme.

2° Que l'atrophie musculaire, qui généralement se montre dans cette affection, peut se généraliser à tout le bras et s'accompagner d'autres troubles trophiques tels que : adipose, éruptions cutanées, sueurs locales.

3° Si on recherche, lorsque ces troubles se produisent, l'état des nerfs, on les trouve douloureux comme dans la névrite, d'où la conclusion qu'il y a un rapport entre ces deux termes : névrite et dystrophie, et que le second dépend du premier, ainsi que cela a été démontré expérimentalement et cliniquement ».

Desplats reconnaît une lésion des bourses séreuses, et chez un de ses malades, il dut pratiquer sous le chloroforme la rupture des adhérences. Il y a aussi de l'atrophie musculaire, qui peut se généraliser à tout le bras, dit-il, mais ce sont là des phénomènes secondaires. La névrite, qui existe, ainsi que le prouvent les troubles trophiques tels que : adipose, éruptions cutanées et sueurs locales, est seule primitive ; l'inflammation des bourses séreuses et l'atrophie musculaire ne sont que des troubles trophiques au même titre que ces derniers.

D'autre part, M. Tillaux estime que dans la majorité des cas la névrite du circonflexe est seule importante :

« Je n'ai, dit-il, aucune raison pour repousser l'existence d'une périarthrite même primitive, mais je pense que les choses se passent le plus souvent de la manière suivante :

« Un sujet est tombé ou bien a reçu un coup sur le moignon de l'épaule : il éprouve une douleur plus ou moins vive ; cependant les mouvements du bras sont possibles et quelquefois même il peut reprendre en partie son travail ou vaquer lui-même aux soins de sa toilette. Il ne se produit pas de phénomènes aigus, mais les mouvements du bras, au lieu de s'accroître, vont plutôt en diminuant, et l'on constate que le moignon de l'épaule s'aplatit, c'est-à-dire que le deltoïde s'atrophie. Le malade devient de plus en plus gêné de son bras et finit par ne plus pouvoir travailler ni s'habiller. Si vous l'examinez à cette période, vous constatez que tout mouvement d'abduction et d'élévation du bras est impossible; le moignon de l'épaule a notablement diminué de volume ; il existe des douleurs spontanées dont vous pouvez exactement préciser le siège sur le trajet du nerf circonflexe.

« Une contusion primitive du nerf me paraît rendre très exactement compte de ces phénomènes. A la vérité, si l'on cherche à imprimer à l'humérus des mouvements de rotation, on éprouve un certain obstacle et on conclut légitimement à l'existence des adhérences articulaires ou périarticulaires. Mais est-ce une raison pour admettre que le point de départ de la lésion n'est pas dans le nerf circonflexe ? Non, certes. L'épaule est une des articulations qui supportent le moins bien l'immobilisation ; or, la paralysie du deltoïde consécutive au traumatisme du circonflexe, et qui s'est accentuée de plus en plus, à mesure que le nerf subissait un travail de dégénération ; cette paralysie, dis-je, a forcément immobilisé la jointure. Voyez ce qui se passe, par exemple, à la suite des fractures du radius, lorsque le bras a été maintenu et immobilisé plus longtemps que de raison : l'épaule est devenue absolument raide et les malades sont parfois guéris depuis longtemps de leur fracture, qu'ils n'ont pas encore recouvré l'usage de leur articulation. Un phénomène de même ordre se produit à la suite de la névrite du nerf circonflexe ».

Critique. — M. Tillaux est moins catégorique que Desplats. Il n'a aucune raison, dit-il, pour repousser la périarthrite primitive et par là il entend, pensons-nous, l'inflammation de la bourse sous-acromio-deltoïdienne.

Chez les malades que nous avons observés à Saint-Antoine, nous avons bien trouvé quelquefois des points douloureux correspondant à l'émergence du nerf circonflexe, mais nous n'avons jamais vu les troubles trophiques signalés par Desplats. Dans une observation un peu complexe (Obs. XI), l'anesthésie cutanée existait avant le traumatisme, à la suite d'une parésie du membre survenue pendant la convalescence d'une fièvre typhoïde.

Et d'autre part, les points douloureux, existent surtout comme nous le montrerons, en étudiant les symptômes de la périarthrite, sous l'acromion en pressant sur la bourse enflammée, ou en prenant entre le pouce et l'index le corps charnu du deltoïde près de ses attaches inférieures et en tiraillant ainsi les adhérences sous-musculaires.

Nos observations personnelles nous pousseraient plutôt à admettre comme essentielle, la lésion des bourses séreuses de l'épaule ; mais nous ne pouvons nier la possibilité d'une névrite primitive, dont l'importance est démontrée dans les observations de Desplats et surtout dans une observation que M. Hirtz a bien voulu nous communiquer (Obs. XIV).

Nous serons donc éclectique et voici comment nous expliquerons la pathogénie de la périarthrite, dans la grande majorité des cas :

Qu'un traumatisme atteigne le moignon de l'épaule, dans des condititions particulières qui permettent à l'articulation elle-même, jusqu'alors indemne et plus profonde d'y échapper, la bourse séreuse, formée d'un tissu lâche pourra être la première à souffrir du choc. Il en résultera un exsudat plastique ou un épanchement, qui selon la prédisposition du sujet, se résorbera sans laisser de traces ou s'organisera en un tissu fibreux cicatriciel. Les autres parties de l'épaule et les nerfs en particulier, pourront avoir à souffrir aussi du traumatisme, dans une mesure variable avec la nature du choc, la prédisposition du terrain.

Dans les infections générales, nous admettons ainsi que dans le système de glissement constitué par les bourses séreuses, il puisse se former au début un produit inflammatoire, exsudat plastique ou épanchement, qui s'organise ou suppure dans des conditions spéciales de diathèse, qui nous échappent.

Une névrite primitive nous paraît impuissante à déterminer cette inflammation, aiguë, chronique ou suppurée, de la bourse séreuse. La théorie de Jarjavay et de Duplay semble donc vraie pour la majorité des cas, mais elle ne peut, pas plus que l'autre, s'appliquer à toutes les observations.

ÉTIOLOGIE

Les causes de la périarthrite sont de deux sortes, des causes d'ordre général, des prédispositions spéciales d'une part, des causes déterminantes d'autre part.

a) Étiologie générale. — L'âge d'abord ne semble pas sans importance. Duplay a publié une observation de périarthrite de l'épaule chez un enfant de 26 mois, mais ce cas est isolé. Avant 30 ans cette affection est rare ; après cet âge, elle devient plus fréquente.

La femme semble plus sujette à la périarthrite rhumatismale, l'homme est plus sujet à celle qui est la conséquence d'un traumatisme.

Les professions qui exigent des efforts, des mouvements violents, ou le séjour dans un endroit humide, par ce fait qu'elles prédisposent aux traumatismes ou aux douleurs rhumatismales rentrent dans le cadre des causes générales.

Enfin il ne faut pas oublier la nature du terrain, qu'il soit ou non modifié par une affection générale, le rhumatisme, la blennorrhagie, la syphilis.

b) Étiologie directe. — A défaut de traumatisme, il nous

faudra bien admettre comme seule cause déterminante l'une de ces dernières maladies ou même une pneumonie, une fièvre infectieuse, ou toute autre infection générale préexistante. La localisation de l'infection dans la bourse sous acromio-deltoïdienne ne saurait alors être expliquée, à moins de vouloir admettre un traumatisme léger, inaperçu, un simple froissement de la séreuse, sans réaction immédiate.

Ce traumatisme, nous le trouverons le plus souvent à l'origine et à défaut de connaissances précises de cette étiologie générale dont nous venons de donner un aperçu, nous dénommerons l'affection périarthrite traumatique, sans rien préjuger de sa nature.

Le traumatisme sera direct, comme dans une chute sur le moignon de l'épaule ; indirect, si le malade a porté en avant sa main pour empêcher une chute, par exemple, ou si le bras a été tordu.

La périarthrite pourra être la conséquence d'une fracture, d'une luxation de l'épaule, Gosselin a signalé l'atrophie deltoïdienne après la fracture du radius. Nous en avons observé un cas. (Obs. X).

Le professeur Duplay a publié une observation de périarthrite après une immobilisation prolongée pour un phlegmon de la main et de l'avant-bras.

SYMPTOMES

La périarthrite scapulo-humérale peut se présenter suivant deux formes cliniques.

1° ***La périarthrite sèche de Jarjavay-Duplay.***

2° ***La périarthrite avec épanchement appelée quelquefois hygroma sous-deltoïdien.***

1° Périarthrite sèche ou plastique (type Jarjavay-Duplay).

Jarjavay, qui avait surtout observé la forme aiguë de la périarthrite scapulo-humérale, en résume ainsi la symptomatologie :

« *a*) Sensation d'un déplacement au moment de l'accident;

b) Gonflement du moignon de l'épaule;

c) Douleur qui empêche les mouvements du bras et principalement l'abduction ;

d) Avant-bras fléchi sur le bras et comme conséquence : rigidité du muscle biceps et crépitation au-dessous de l'acromion, quand on élève le bras dans l'abduction;

e). Disparition de la douleur et retour des mouvements par le repos, l'application d'une écharpe sur l'avant-bras et de compresses trempées dans un liquide résolutif sur le moignon de l'épaule ».

On a peu souvent l'occasion d'observer un gonflement du moignon de l'épaule et surtout un véritable hygroma de la bourse séreuse sous-acromiale, au début de l'affection, soit parce que l'épanchement séreux est trop peu important, soit parce que le malade ne vient consulter que plusieurs jours après le traumatisme.

Nos malades accusent une violente douleur, au moment de l'accident, plutôt que la sensation d'un déplacement.

« Les symptômes de la périarthrite, dit Duplay, consistent essentiellement dans la gêne des mouvements de l'épaule et dans les douleurs provoquées par les mouvements et par la pression en certains points déterminés ».

La douleur existe parfois au repos ; c'est une douleur sourde, qui s'accentue surtout la nuit, à tel point que les malades ne peuvent dormir.

« La *douleur* déterminée par les mouvements offre quelque chose de particulier. Dans l'abduction par exemple, il n'y a d'abord qu'une sensation de gêne, puis une douleur aiguë, si surtout on cherche à immobiliser l'omoplate, pendant que s'opère le mouvement. Son siège est généralement rapporté un peu au dessous de l'acromion » (Duplay).

A la pression on détermine de la douleur :

a) un peu au-dessous du bord externe de l'acromion ;

b) quelquefois au niveau de l'apophyse coracoïde et dans ce cas la douleur est exagérée par les mouvements d'extension de l'avant-bras.

c) On détermine constamment de la douleur en prenant

entre le pouce et l'index, près de ses attaches inférieures, le corps charnu du deltoïde.

d) Enfin nous avons trouvé quelquefois un autre point douloureux en arrière, sur le bord externe de l'omoplate, correspondant au passage du tendon du sous-épineux et à l'émergence du circonflexe.

La *crepitation* est un phénomène presque constant. Elle est caractéristique. Si l'on fait exécuter au membre malade des mouvements d'abduction et de rotation combinés, pendant qu'une main embrasse le moignon de l'épaule, on perçoit quelquefois une crépitation neigeuse, des froissements, surtout dans la région sous-acromiale ; d'autres fois et toujours avec un maximum dans cette même région, ce sont de véritables craquements fins, multiples paraissant se passer immédiatement sous la main, faciles à distinguer des craquements plus rares, plus profonds et plus gros de l'arthrite sèche.

L'affection peut simuler une ankylose fibreuse de l'épaule. « Tous les mouvements sont gravement compromis, et s'ils paraissent quelquefois à peu près conservés, cela tient aux conditions toutes spéciales des articulations de l'épaule, qui permettent à l'omoplate de suivre les mouvements de l'humérus ». (Duplay). Aussi pour bien se rendre compte des troubles apportés dans la physiologie articulaire, il faut examiner de dos le malade nu jusqu'à la ceinture et comparer les mouvements des deux bras, ou si la périarthrite est double, prendre un sujet sain comme terme de comparaison. Voici ce que l'on constate :

a) Tandis que du côté sain, dans le mouvement d'abduction, l'humérus peut atteindre la position horizontale, sans que l'omoplate se soit notablement déplacé ; du côté malade, l'angle extérieur du scapulum s'est porté en dehors en même temps que le bras, qui ne peut faire avec le tronc un angle supérieur à 30° ou 45°

b) Les autres mouvements, l'extention, la rotation, la circumduction, sont impossibles, ou très limités.

c) Un mouvement est particulièrement pénible, c'est celui qui consiste à porter dans la région lombaire du côté opposé la face dorsale de la main du membre malade (Berne).

Si l'affection est ancienne, on constate un aplatissement du moignon de l'épaule et une excavation des régions sus et sous-épineuses, dûe à l'atrophie des muscles deltoïde, sus et sous-épineux. Les muscles se contractent mal par la percussion ou par l'action des courants électriques.

Il faut citer enfin, comme symptômes plus rares (Duplay) :

« *a*) l'attitude vicieuse de l'avant-bras qui reste dans la demi-flexion. Dans ce cas, toute tentative d'extension amène la douleur citée plus haut (apophyse coracoïde),

« *b*) une sensation d'engourdissement de fourmillements dans la partie interne ou externe du bras, de l'avant-bras et de la main, c'est-à-dire sur le trajet du brachial cutané interne, du cubital et du radial ».

Tels sont les phénomènes, qui appartiennent plutôt à la périarthrite chronique, que celle-ci succède à la forme aiguë, ou qu'elle soit chronique d'emblée.

Ils apparaissent le plus souvent graduellement, ils augmentent de jour en jour. Telle malade souffre depuis longtemps, elle a dans les deux épaules des douleurs sourdes (Obs. XIII), mais elle peut continuer à vaquer à ses occupations. Peu à peu, ces douleurs augmentent, deviennent aiguës, insupportables la nuit, et en même temps apparaissent des raideurs articulaires ; les membres sont comme ankylosés. Mais un mois, deux mois quelquefois se sont écoulés avant d'en arriver à cette période ultime.

Après un traumatisme violent, (Obs. IV), le bras est totalement impotent ; aucun mouvement n'est possible ; le moignon de l'épaule est très douloureux. Deux jours après, l'acuité des phénomènes douloureux a disparu sous l'influence du repos. Le bras semble avoir recouvré sa souplesse normale, mais on trouve très nettement les points douloureux décrits plus haut et l'on perçoit des craquements fins, localisés surtout dans la région sous-acromiale. A la contusion a succédé la périarthrite.

D'autres fois, au contraire, le traumatisme n'a déterminé tout d'abord qu'une douleur passagère sans impotence marquée. Au bout de huit à neuf jours, le malade souffre de nouveau quand il veut faire un mouvement. Il a moins de force dans son bras. A ce moment, si on l'examine, on découvre les points douloureux et les craquements de la périarthrite ; les muscles paraissent légèrement atrophiés. L'articulation paraît saine.

Si on trouve un point douloureux en arrière, à l'émergence du nerf circonflexe, si surtout il existe des troubles trophiques, tels que ceux décrits par Desplats, il faudra songer à la névrite du circonflexe.

Dans l'observation due à l'obligeance de M. Hirtz

(Obs. XIV), le tableau clinique est différent. La névrite du circonflexe est seule en cause ; il n'y a aucun symptôme d'une inflammation des bourses séreuses. On a noté un point douloureux au niveau de la coulisse biccipitale.

2° **Périarthrite avec épanchement.**

Cette forme décrite plus souvent sous le nom d'hygroma de la bourse séreuse sous-acromiale comprend deux divisions cliniques :

a) La périarthrite avec épanchement séreux ;

b) La périarthrite avec épanchement suppuré.

A. — *Périarthrite avec épanchement séreux.* — Elle peut se rencontrer, à l'état chronique, chez les ouvriers qui appuient fréqnemment le manche d'un instrument sur la partie antérieure du creux de l'aisselle. Mais d'autres fois, sans qu'il y ait de traumatisme, il se forme dans la bourse séreuse sous-acromiale un épanchement précédé d'une douleur vive, aiguë et soudaine dans le moignon de l'épaule (Voir Obs. de Jarjavay et de Tillaux), qui empêche le malade de faire des mouvements.

La présence de l'épanchement se traduit par la sensation très nette de fluctuation, par l'effacement du creux sous-acromial.

Une ponction exploratrice faite par la seringue de Pravaz donne issue à un liquide citrin.

L'articulation paraît indemne ; il n'existe aucun signe d'arthrite.

Au début, il y a une légère ascension de la température, qui redevient rapidement normale.

Le malade est soulagé par une ponction, qui doit être

quelquefois répétée (Obs. de Jarjavay XVII), mais il peut présenter (même observation), peu après les signes d'une périarthrite à forme sèche.

La malade, que nous avons vue dans le service du professeur Tillaux (Obs. XVIII), présentait à sa sortie une impotence relative. Cette raideur articulaire post-opératoire demande à être suivie pendant quelque temps. Le deltoïde a été sectionné et les mouvements, qui déterminent une traction sur une cicatrice récente, sont douloureux et par là même limités. Nous ne pouvons donc dire qu'il s'agit là d'une périarthrite sèche consécutive. De plus, la nature du liquide est suspecte étant donné la tuberculose pulmonaire évidente de la malade. Son évolution a, par son début douloureux et fébrile quelque ressemblance avec le tableau clinique d'une pleurésie séreuse c'est-à-dire bacillaire, le plus souvent.

B. — *Périarthrite avec épanchement suppuré.* — La chaleur, la rougeur, l'œdème de la peau, etc, s'ajoutent aux signes précédents.

Il y a peu de fièvre, contrairement à ce qui se passe dans les cas d'arthrite suppurée.

La seule observation que nous avons trouvée de périarthrite suppurée, est celle de Schwartz (Obs. XIX). L'affection est due au pneumocoque. Nous n'avons pas de renseignements sur les conséquences au point de vue du jeu de l'articulation (1).

(1) Ce n'est qu'à ce point de vue spécial que nous avons voulu donner un aperçu rapide des épanchements périarticulaires, dont il serait intéressant de mieux connaître les causes et la fréquence en dehors de toute lésion osseuse ou articulaire.

DIAGNOSTIC

Avec quelle autre affection de l'épaule pourrait-on confondre la périarthrite ?

On ne peut méconnaître une fracture de la clavicule ou de l'humérus, pas plus qu'une luxation de la tête humérale. Il sera plus délicat de faire le diagnostic de fracture de la cavité glénoïde de l'omoplate ; dans ce cas la percussion sur le coude détermine dans l'articulation une violente douleur, qu'on ne trouve jamais dans la périarthrite simple.

Deux affections peuvent simuler plutôt la périarthrite scapulo-humérale : la contusion de l'épaule et l'arthrite, surtout l'arthrite blennorhagique.

La contusion détermine une douleur violente dans le moignon, une impotence du membre quelquefois absolue ; mais au bout de quelques jours et par le simple effet du repos, la douleur disparaît et le membre recouvre rapidement sa souplesse normale, à moins que toutefois la contusion n'ait déterminé une périarthrite ou même une arthrite aiguë.

Le diagnostic différentiel est d'ailleurs sans importance

que ce soit une contusion simple ou une périarthrite aiguë, le traitement est le même. Il faut immobiliser le bras dans une écharpe, envelopper l'épaule d'ouate et masser dès que la douleur est moins aiguë. Contusion simple ou périarthrite consécutive, ce n'est là semble-t-il, qu'une question de degré.

Il est beaucoup plus important de ne pas méconnaître une arthrite,

L'on est consulté par un malade, pour des douleurs vives, aiguës de l'épaule après un traumatisme ; la peau du moignon est chaude. On apprend qu'il a eu déjà une arthrite blennorrhagique (Obs. XXII) ou qu'il a encore un écoulement,.On immobilise le membre et l'on fait un enveloppement ouaté du moignon. Le malade n'est pas amélioré, il souffre la nuit surtout et si on l'examine on constate encore de la rougeur, de la chaleur du moignon de l'épaule, dont les moindres mouvements sont très douloureux. Si l'on cherche à localiser la douleur, on trouve qu'elle existe partout et que la moindre percussion sur le coude arrache des cris au malade, qui accuse dans son épaule de très vives douleurs. Ce n'est plus là le tableau d'une périarthrite, mais bien d'une arthrite aiguë, dont le traitement comporte des indications spéciales, tout autres que celles de la périarthrite.

L'arthrite bacillaire avec suppuration ou même fongosités et déformation du moignon de l'épaule ne saurait être confondue avec la périarthrite.

Ce n'est d'ailleurs que dans les cas de suppuration, que l'on pourra discuter l'arthrite bacillaire, car la périarthrite simule surtout l'ankylose fibreuse de l'épaule, qui est presque synonyme d'arthrite blennorrhagique.

Nous avons vu déjà les caractères différentiels des craquements périarticulaires et de ceux de l'arthrite chronique. D'ailleurs l'arthrite sèche coexiste souvent (Obs. IV et V) avec la périarthrite ; elle semble relever de la même étiologie, comme du même traitement général.

Le *diagnostic* d'un épanchement périarticulaire reposera sur les signes d'une collection liquide sous l'acromion, en l'absence de signes d'arthrite.

La purulence sera indiquée par la rougeur et la chaleur de la peau. Il y a peu d'élévation de la température générale, ce qui contraste avec la température élevée des arthrites suppurées.

Dans le doute, une ponction avec une seringue de Pravaz renseignera sur la présence et la nature du liquide.

Il sera néanmoins difficile de pouvoir affirmer quelquefois qu'on ne se trouve pas en présence d'un abcès par congestion, qu'il n'existe pas de lésion osseuse de l'acromion ou de la coracoïde par exemple.

DURÉE. — PRONOSTIC

La périarthrite scapulo-humérale n'a aucune tendance à la guérison spontanée. Elle peut donc déterminer des raideurs articulaires définitives et son pronostic peut être grave au point de vue de la fonction du membre supérieur.

Quels sont les éléments du pronostic ?

Et d'abord il est évident qu'une périarthrite double sera plus grave, plus gênante pour le malade.

A ne considérer que la lésion unilatérale, son pronostic dépendra de plusieurs éléments ;

a) la nature du terrain, l'âge, la prédisposition du sujet. Nous avons déjà dit que les arthritiques, les rhumatisants semblent plus sujets à former du tissu fibreux ;

b) la nature de l'affection. Nous avons vu que les raideurs articulaires avaient succédé à un épanchement séreux de la bourse sous-acromiale.

La périarthrite rhumatismale nous a paru déterminer des troubles plus profonds, que la périarthrite traumatique. De plus comme elle atteint quelquefois les deux épaules, elle est par ce fait bien plus redoutable.

c) la simplicité de la lésion.

Les périarthrites consécutives aux luxations de l'épaule fourniront les cas les plus rebelles.

d) l'atrophie musculaire et *la névrite possible du circonflexe.*

Si l'affection est très ancienne, si le tissu musculaire est dégénéré, la lésion sera irrémédiable.

Si au contraire il s'agit d'une névralgie du circonflexe, comme dans les cas admis par M. Tillaux, la révulsion sur le trajet du nerf suffirait à amener la guérison.

e) Enfin l'époque où le traitement fut institué, sa nature entre pour une grande part en ligne de compte.

Cependant, lorqu'aucun traitement n'a été institué, la gravité du pronostic est mitigée par la possibilité de compenser par des mouvements anormaux de l'omoplate les mouvements de l'articulation scapulo-humérale ; mais en aucun cas, il ne faut espérer obtenir ainsi la souplesse et la vigueur normales du membre supérieur.

TRAITEMENT.

Le traitement des périarthrites avec épanchement, ne comporte, comme indication spéciale, que l'évacuation du liquide par une ponction simple ou une incision, s'il est séreux et sans tendance spontanée à se résorber, par une incision s'il est purulent. Dans ce dernier cas c'est un abcès, un hygroma suppuré, qu'on doit traiter comme tel, c'est-à-dire inciser, laver, curetter au besoin. Les raideurs articulaires consécutives relèvent du même traitement que celles de la périarthrite à forme sèche, dont nous allons essayer d'établir maintenant les indications.

a) Dans la *phase aiguë,* inflammatoire de la périarthrite, on ne doit faire aucun traitement actif. Il suffit d'immobiliser le membre dans une écharpe et de faire un enveloppement ouaté du moignon de l'épaule.

On peut, si le malade le désire, appliquer sur le moignon de l'épaule des compresses trempées dans un liquide résolutif ou le frictionner légèrement avec un baume quelconque, mais on doit proscrire l'emploi de la teinture d'iode ou surtout de vésicatoires, qui, par le fait même qu'ils déterminent une plaie, empêcheraient pendant un certain temps le massage, que nous considérons comme l'élément nécessaire du traitement curatif.

M. le professeur Tillaux dit cependant avoir obtenu des guérisons rapides par l'application de vésicatoires volants sur le trajet du circonflexe, dans des cas où la névralgie du nerf semblait être seule en cause.

b) A cette phase aiguë, réactionnelle de la périarthrite simple, succède une phase de transition, qui aboutira, si elle n'est convenablement traitée, à la forme définitive, de transformation en brides fibreuses rétractiles du tissu lamellaire lâche sous-deltoïdien et de la séreuse sous-acromiale. Il faut donc agir rapidement, au bout de peu de jours. Les phénomènes douloureux se sont très vite améliorés par le repos et la compression ouatée. Il persiste seulement des raideurs articulaires ; les mouvements sont limités et douloureux parce qu'ils mettent en jeu des surfaces séreuses récemment enflammées ; les muscles sont assez souvent atrophiés. D'où deux indications principales :

1° Favoriser la résorption de l'exsudat plastique, rétablir mécaniquement, par des mouvements communiqués le système de glissement et détruire ainsi les adhérences qui tendraient à se former.

2° Combattre l'atrophie musculaire.

Le traitement qui répond le mieux à ces indications, peut se résumer ainsi :

1° Massage. — Gymnastique. — « Après avoir pétri successivement, dit Berne, la partie antérieure et la partie postérieure du deltoïde, l'opérateur devra procéder à la manœuvre suivante : Après avoir saisi le moignon de l'épaule avec les deux mains, dont les derniers doigts reposeront sur la région axillaire afin de prendre ainsi un point d'appui, il exécutera avec ses pouces un véritable pétrissage de toutes les parties situées au-dessous de l'acromion et de l'apophyse coracoïde. En imprimant au pouce un mouvement alternatif de rotation, l'on produit la malaxation des divers points correspondant aux régions malades. Comme ces dernières occupent un point précis, il faudra bientôt chercher à remplacer l'action des pouces au-dessous de l'acromion, par une autre manœuvre plus importante : les deux index, après avoir « fouillé » pour ainsi dire les parties molles au-dessous de l'apophyse coracoïde, viennent, en exécutant un mouvement de rotation, presser à leur tour la région sous-acromiale aussi profondément que possible. On fera maintenir par un aide le bras du malade en abduction, afin d'obtenir un relâchement du deltoïde, qui facilite singulièrement le traitement.

« A cela il importe d'ajouter la manœuvre suivante : l'opérateur enfonce, le plus profondément possible, l'index d'une de ses mains au-dessous de l'acromion ; pendant ce temps, l'autre main saisit le coude du malade (de préférence à tout autre point) et imprime à l'humérus des mouvements d'abduction et de rotation assez brusques. Des mouvements de circumduction sont également fort utiles, car ils ont l'avantage de présenter successivement à la pression du doigt la grande et la petite tubérosité humérale. Ainsi se trouvent malaxées les adhérences fibreuses consécutives à l'irritation plastique de la bourse séreuse sous-acromiale, et qui pendant ces manipulations sont prises pour ainsi dire entre deux agents à la fois résistants et mobiles : la tête humérale d'une part, et, de l'autre la main de l'opérateur. Il est bon de percuter le deltoïde pendant quelques secondes, afin d'en éveiller la contractilité. On fera, bien entendu, exécuter à l'articulation les mouvements les plus variés et les plus étendus.

« Je recommande d'appliquer après chaque séance une couche de ouate sur l'articulation.

« On peut exécuter au grand avantage des malades, deux séances par jour, de dix minutes chacune ; ou bien, en tout, une séance d'un quart d'heure quotidiennement. J'estime qu'il y aurait un inconvénient à prolonger davantage ces séances. Le mieux est de les exécuter courtes, mais fréquentes ».

Il nous a paru intéressant de donner ce passage d'une communication faite par Berne à la Société de médecine de Paris, où il décrit d'une façon complète le manuel opératoire du massage et de la gymnastique à faire exécuter au membre malade.

Il sera utile au malade de répéter les tentatives de mouvements, d'abduction surtout. « La rotation en dedans, avec propulsion de la main malade sur l'omoplate du côté opposé, marque par la plus ou moins grande facilité les progrès obtenus ». (Berne).

2° Electricité. — Berne pense « que le massage est le moyen curatif le plus puissant et le plus sûr applicable aux périarthrites ».

L'électricité faradique nous a paru être un adjuvant précieux. Elle détermine mieux que le massage la contractilité musculaire, elle combat avec succès l'atrophie du deltoïde, du sus et du sous-épineux. . . . .

3° Hydrothéraphie. — Les douches sulfureuses paraissent avoir une heureuse influence sur la marche de la guérison.

Duplay avait déjà indiqué en détail ce traitement, puisqu'il écrit dans ses conclusions que « la périarthrite de l'épaule doit être traitée avec soin à son début si l'on veut éviter les raideurs, qui en sont la conséquence.

La *gymnastique du membre*, *l'électricité*, les *douches*, le *massage*, constituent le meilleur traitement ».

c) — *Phase ultime.* — Il est le premier à avoir osé rompre sous le chloroforme les adhérences des périarthrites chroniques anciennes.

« Lorsqu'on a affaire, dit-il, à la périarthrite chronique, le seul moyen de procurer une guérison complète, c'est de rompre de vive force et en une seule séance les adhérences et les brides fibreuses. Pour cette opération, qui peut à la rigueur être répétée, si le résultat obtenu est insuffisant, le chloroforme est indispensable.

« Enfin, après la rupture des adhérences, il faut soumettre pendant quelque temps le malade aux mêmes moyens, qui ont été précédemment indiqués (gymnastique, douches et massage) jusqu'à ce que l'épaule ait recouvré l'intégrité de ses mouvements. »

Cette manœuvre nous semble indiquée toutes les fois que les raideurs articulaires ne paraîtraient pas devoir céder à la gymnastique et au massage, qui devront tout d'abord être essayés pendant quelque temps.

Elle est insuffisante et même inutile (voir obs. XII) si elle n'est suivie de l'application immédiate et régulière de ces mêmes moyens thérapeutiques.

OBSERVATIONS

1° *OBSERVATIONS DE PÉRIARTHRITE SÈCHE*

(TYPE JARJAVAY-DUPLAY)

A. — **Traumatiques**

OBSERVATION I. (*Mémoire de Jarjavay : Obs. IV*).

Oudot (Joseph) 28 ans, journalier, entre, le 22 mai 1862, à l'hôpital Saint-Antoine ; il est couché au n° 1 de la salle Saint-François.

O... est tombé, le matin même de son entrée, à la renverse sur le tampon d'un wagon, au moment où il s'efforçait de soulever avec un crochet un ballot de coton. Pendant sa chute, le bras a subi un mouvement de torsion de dedans en dehors, et il a semblé à O... que quelque chose s'était déplacé dans l'intérieur de l'épaule. La région scapulaire ne présentait cependant ni écorchure, ni ecchymose, ni déformation ; mais elle est légèrement tuméfiée. Nous ne trouvons aucun signe de fracture du côté de l'omoplate ni de la clavicule. Le bras est pendant près du tronc, l'avant-bras fléchi à angle droit ; on constate de la rigidité sur le trajet du muscle biceps. Les mouvements du bras en avant, en arrière, en dedans, se font avec facilité ; mais l'abduction est très douloureuse et très limitée. Quand le bras, saisi par l'extrémité inférieure, est placé dans la verticale près du tronc, et que nous lui imprimons des mouvements de rotation sur son axe, nous n'occasionnons point de douleur, nous ne produisons point de bruit dans l'épaule. Si on le porte dans la ligne horizontale, par un mouvement d'abduction, douleur et claquement au-dessous de l'apophyse acromion. Est-il porté sur les côtés de la tête et abandonné ensuite à son propre poids, il retombe par un mouvement inverse à celui qu'on lui avait fait subir et la douleur et le claquement se reproduisent avec force au moment où il atteint la ligne perpendiculaire à l'axe du tronc. Les mouvements de rotation sur l'axe de l'humérus donnent lieu, si cet os est dans l'horizontale, aux mêmes phénomènes, qui ne sont plus constatés pendant qu'un aide presse de haut en bas sur l'extrémité supérieure.

Le même examen a donné lieu aux mêmes remarques les 24 et 25 mai.

26 mai. — Le gonflement a disparu, la douleur est moins vive; cependant le malade ne peut pas mieux porter le bras dans l'abduction. Quand on veut élever le membre en haut et en dehors, on remarque que le scapulum suit l'humérus par un mouvement de bascule très prononcé en vertu duquel l'angle inférieur est porté en avant et en haut. On continue les applications émollientes.

28 mai. — Même état. En vain recommande-t-on au malade d'exercer son bras ; une apathie naturelle, la douleur qu'il n'a pas le courage de vaincre, l'éloignent de toute espèce de gymnastique. — Nous cherchons chaque matin à suppléer à ce défaut d'action par des mouvements communiqués, mais nous n'obtenons aucun résultat.

1er juin. — Quand on soulève le bras, l'omoplate se meut comme s'il était fixé à l'humérus.

2 juin. — L'électricité est appliquée sur les attaches supérieures et inférieures du deltoïde, tantôt sur les fibres antérieures, tantôt sur les postérieures. Le muscle se contracte et l'humérus est porté en dehors, en avant, en arrière, selon les fibres qui sont parcourues par le courant galvanique, et pendant ce temps l'omoplate reste immobile. Les applications émollientes sont supprimées.

3 juin. — Déjà le mouvement d'abduction a une certaine étendue. L'électricité est appliquée de nouveau sur le muscle deltoïde, puis nous la portons sur le muscle sus-épineux, dont on constate facilement l'action sur l'abduction et l'élévation du bras.

Le même mouvement est renouvelé avec soin jusqu'au 8; avec recommandation au malade de se servir de son bras. — A cette date, l'abduction a acquis une grande étendue, et l'omoplate ne suit l'humérus que dans les limites physiologiques. — Quand l'humérus, après avoir été élevé sur les côtés de la tête retombe près du tronc, la douleur est nulle, mais il se produit encore un bruit au niveau de l'apophyse acromion.

10 juin. — Mouvement fébrile, céphalalgie; rien à noter de particulier du côté de l'épaule. L'application de l'électricité est continuée.

11 juin. — Les mouvements du bras sont complètement libres. Il n'y a plus qu'un claquement léger qui existe au degré d'abduction si souvent indiqué plus haut. Une varicèle s'est déclarée.

17 juin. — O... sort complètement guéri.

Nous constatons parfois une espèce de soubresaut quand il porte le bras en haut et en dehors, et qu'il le laisse subitement tomber après l'avoir élevé.

Observation II (*Duplay: Observation suivie d'autopsie*).

Le nommé Gaillard (Charles), âgé de 53 ans, carreleur, entre à l'hôpital Beaujon, salle Saint-Edmond, n° 19, le 5 mars 1870.

Il y a trois mois environ, cet homme fit une chute sur l'épaule gauche. Huit jours après cet accident, il entre à l'Hôtel-Dieu, où l'on reconnut une luxation de l'épaule, qui fut réduite très facilement et sans chloroforme.

Pendant quinze jours, le malade garda le bras dans une

écharpe et appliqua des cataplasmes sur l'épaule, puis au bout de ce temps, il partit pour Vincennes où il fut traité par le massage et les frictions.

Les mouvements de l'épaule étaient alors extrêmement gênés et le 26 février, lorsque le malade sortit de Vincennes, il lui fut impossible de reprendre son travail.

A son entrée, on ne constate d'autre déformation de l'épaule qu'un léger aplatissement du deltoïde.

Les mouvements du bras, extrêmement limités, ne s'exécutent qu'avec peine, et il est facile de s'assurer que ces mouvements ne se passent pas dans l'articulation scapulo-humérale, mais aux dépens du scapulum qui se meut avec le bras.

Dans le mouvement d'abduction principalement, on sent la pointe du scapulum se déplacer et se porter en dehors où elle devient saillante sous la peau, de telle sorte que l'angle formé par l'axe de l'humérus, d'une part, et l'axe de l'omoplate, d'autre part, reste le même et mesure environ 45°.

D'ailleurs le mouvement d'abduction a beaucoup perdu de son étendue, puisque le malade n'arrive qu'avec beaucoup de difficulté à mettre son bras dans la direction horizontale.

Les mouvements en avant et en arrière s'accompagnent aussi d'un déplacement correspondant de l'omoplate.

Enfin les mouvements de rotation, qui sont du reste extrêmement limités et très douloureux, déterminent immédiatement le déplacement du scapulum, dont la pointe s'élève ou s'abaisse suivant que la rotation a lieu en dedans ou en dehors.

Le malade n'accuse au niveau même de l'articulation aucune douleur spontanée ou provoquée par la pression. Il faut excepter cependant l'apophyse coracoïde où la pression excite une douleur assez vive. Le malade souffre seulement lorsqu'on imprime des mouvements au bras ou lorsqu'il cherche à en exécuter lui-même, et il rapporte le siège de ces douleurs au niveau de l'acromion et aux attaches du deltoïde.

Le malade se plaint encore d'une douleur assez vive à la partie inférieure et interne du bras.

L'avant-bras est dans la demi-flexion, et lorsqu'on essaie de le redresser, on détermine une vive douleur au pli du coude et au niveau de l'apophyse coracoïde ; les deux derniers doigts de la main ont aussi perdu de leur mobilité, et le malade ne peut serrer aussi vigoureusement de la main gauche que de la main droite ; enfin il accuse des fourmillements et du refroidissement dans les deux derniers doigts, dans toute la partie interne de la paume et de la région dorsale de la main.

Le 12, le malade étant chloroformé et le scapulum solidement fixé avec des alèzes, M. Duplay imprime au bras des mouvements très étendus d'abord dans le sens de l'abduction puis en avant, puis en arrière, et enfin dans le sens de la rotation. Les mouvements s'accompagnent d'abord de craquements secs et forts, puis d'une crépitation facilement perçue par la main appliquée sur l'épaule. — Cataplasmes.

Le lendemain, il n'existe ni gonflement, ni douleur de l'épaule, et on commence à soumettre le bras à une gymnastique souvent répétée dans la journée. Douches froides tous les matins, frictions avec le liniment ammoniacal camphré.

Ce traitement est continué jusqu'au 16 avril. A cette date, le malade demande sa sortie.

Il peut exécuter, presque aussi aisément que du côté sain, les divers mouvements de l'épaule. Il porte la main sur sa tête et met le bras dans la position horizontale sans que le scapulum se déplace, et c'est seulement lorsque le membre s'élève au-dessus de l'horizontale que la pointe du scapulum commence à se porter en dehors.

Il reste encore un peu de raideur au milieu du pli du coude avec sensation persistante de fourmillements et d'engourdissements à la partie interne de la main et dans les deux derniers doigts.

Le 5 mai, le malade rentre de nouveau à l'hôpital après avoir fait de fréquents excès alcooliques. Il présente un état général des plus graves : perte presque complète de connaissance, fou rire, bronchite généralisée. Trois jours après son entrée il meurt presque subitement.

Autopsie. — La mort a été causée par une congestion pulmonaire intense.

Afin de se rendre un compte exact des lésions on dissèque comparativement les deux épaules.

Du côté droit, le deltoïde, épais, rouge, est séparé, à sa face profonde, de l'extrémité supérieure de l'humérus, par un tissu cellulaire lâche, lamelleux, revêtant les apparences d'une large bourse séreuse. Les tendons des muscles qui s'attachent à la tête de l'humérus sont nacrés, brillants, on constate manifestement l'existence d'une bourse séreuse entre ces parties et la voûte acromio-deltoïdienne. La capsule fibreuse et les surfaces articulaires sont absolument normales.

L'épaule gauche présente de notables altérations. Le deltoïde semble peu atrophié, mais son tissu est beaucoup plus pâle que celui du côté opposé. Au lieu du tissu lâche et lamelleux, qui, à droite occupe la face profonde du muscle, on trouve un tissu fibreux, extrêmement résistant, constituant des brides, des lames irrégulièrement disposées et qui, dans plusieurs points, unissent le deltoïde à l'extrémité supérieure de l'humérus; il n'existe plus aucune trace de cette vaste bourse séreuse que l'on trouve manifestement à droite.

Les tendons des muscles sus-épineux, sous-épineux, petit-rond et sous-scapulaire, ont perdu leur aspect brillant et nacré; leur surface est comme dépolie, jaunâtre; il en est de même de la face inférieure de l'acromion qui répond à l'extrémité supérieure de l'humérus. — Il est évident que la bourse séreuse sous-acromiale a été le siège d'une inflammation suivie d'épaississement de ses parois. Mais on ne trouve pas d'adhérences anormales, de brides fibreuses à ce niveau. Il est même impossible de retrouver des vestiges d'adhérences qui auraient été rompues dans les manœuvres faites quelques semaines avant, tandis que l'on constate aisément à la face profonde du deltoïde l'existence de brides fibreuses dont les points d'attache ont été arrachés.

La capsule fibreuse de l'articulation est légèrement épaissie surtout à sa partie inférieure (on sait qu'il y a eu autrefois luxation). En dedans de la capsule, le tissu cellulaire qui l'entoure est notablement épaissi, transformé en tissu fibreux, et traversé dans l'étendue de quelques centimètres par les nerfs cubital et brachial cutané interne, intimement accolés l'un à l'autre. Dans toute cette portion de leur trajet, ces deux cordons nerveux sont le siège d'une rougeur et d'une injection marquées. Enfin les surfaces articulaires entièrement libres d'adhérences présentent une apparence tout à fait normale et comparable à celle du côté sain.

Observation III (*personnelle*). — *Périarthrite traumatique.*

Ve La... 70 ans, laitière, d'assez forte constitution, un peu asthmatique, mais d'une santé générale bonne, n'ayant jamais eu de douleurs rhumatismales.

Venue pour la première fois à la consultation de l'hôpital Saint-Antoine le 9 novembre 1897, elle raconte que, cinq semaines environ auparavant, elle est tombée par la trappe de sa cave ; sa jambe droite a été prise entre deux marches de l'escalier et son épaule a violemment porté contre le mur. Il en résulta une entorse de la jambe droite, qui fut guérie par un rebouteur. Son épaule ne l'inquiéta pas tout d'abord, malgré quelques douleurs, qu'elle essaya de calmer par des frictions de liniment camphré et par des applications de teinture d'iode.

Mais bientôt, comme ces douleurs augmentaient, comme elle ne pouvait presque plus se servir de son bras gauche, elle se décida à venir consulter M. Walter.

A cette date on constate :

Un *aplatissement sensible* du moignon de l'épaule.

L'*atrophie* du muscle deltoïde qui se contracte mal à la percussion et sous l'action des courants faradiques.

Les mouvements n'ont plus leur amplitude normale : l'abduction peut aller avec peine jusqu'à 45°, le mouvement en arrière est surtout très limité, de même la circumduction et la rotation du membre.

Si l'on applique la main sur le moignon de l'épaule pendant les mouvements du bras, on perçoit de petits craquements fins superficiels.

La douleur existe au repos, la nuit et le jour ; elle devient vive, aiguë dès que la malade veut faire des mouvements ou dès qu'on les provoque. Pas de *fourmillements* dans l'avant-bras.

On détermine une douleur vive en pinçant entre le pouce et l'index les attaches inférieures du deltoïde, ou en appuyant un doigt sous l'acromion.

Aucune douleur en percutant violemment sur le coude. Pas de *craquements* articulaires. Pas d'épanchement articulaire.

Traitement. — Massage. Enveloppe ouatée. Gymnastique répétée. Bains sulfureux.

11 novembre 1897. — Les douleurs sourdes ont disparu. La malade a mieux dormi.

Les mouvements sont plus faciles, mais encore douloureux, dès que l'on veut dépasser une certaine limite.

Même traitement le 11 et le 13.

15 novembre 1897. — La malade a de nouveau souffert la nuit, le massage est douloureux, surtout lorsque le pouce engagé fortement sous l'acromion, on imprime au bras des mouvements de rotation et de circumduction.

17 novembre. — La malade met facilement son bras sur sa tête, peut ébaucher le mouvement en arrière, légère ecchymose à la suite du massage du 15. Pas de massage. Electrisation E. O.

19 novembre. — Elle peut balayer, se coiffer, ce qu'elle ne pouvait faire avant. Amélioration sensible.

Même traitement qui est continué régulièrement trois fois par semaine jusqu'à la fin de décembre.

Nous notons :

Le 3 décembre, la disparition des douleurs spontanées et des points douloureux provoqués par la pression.

Le 15 décembre, il semble qu'à la suite d'un refroidissement la gêne des mouvements soit plus accentuée que les jours précédents, on constate la réapparition de nombreux craquements fins et des douleurs.

17 décembre. — Mais deux jours après ces craquements sont moins nombreux, les mouvements moins gênés et la malade ne souffre plus ni spontanément ni à la pression.

Le muscle deltoïde, encore un peu atrophié, se contracte beaucoup mieux sous l'action des courants faradiques et seul le mouvement en arrière est incomplet.

24 décembre. — La dernière fois, que nous avons vu cette malade, elle peut se livrer à toutes ses occupations, les douleurs ont disparu ; mais il existe encore quelques craquements fins, et certains mouvements sont encore limités, particulièrement celui qui consiste à porter le bras en arrière et la face dorsale de la main du côté malade sur l'omoplate du côté sain, — quand on veut faire exécuter ce mouvement, on détermine en un point précis, près de l'acromion, une assez vive douleur.

Il y a donc encore des phénomènes de périarthrite. Sans doute l'amélioration est très grande, puisque la malade dit pouvoir se servir de son bras gauche pour s'habiller, se coiffer, balayer, etc... ce qu'elle ne pouvait faire auparavant, mais nous pensons qu'il faudra encore un mois de traitement au moins pour rendre au membre toute sa souplesse ; et que même cesser le massage à cette période, c'est peut-être risquer de voir revenir et l'atrophie du deltoïde et les raideurs articulaires.

Observation IV (*personnelle*). — *Contusion de l'épaule. — Arthrite sèche et périarthrite consécutives.*

Louise Lom... 53 ans, sans profession, fait une chute le 31 novembre, en descendant d'un tramway. Son épaule gauche porte violemment sur le rail.

Examinée le lendemain, on constate :

Une impotence complète du membre, une douleur localisée à la partie supérieure de la tête humérale.

On ne détermine aucune douleur en percutant sur le coude fléchi.

Pas de fracture de la clavicule ; de même pour l'humérus, aucune mobilité anormale, aucune crépitation.

On porte le diagnostic de forte contusion de l'épaule.

Le 3 décembre, enveloppement ouaté, l'articulation est mobile, les douleurs ont diminué et l'on perçoit nettement de gros craquements articulaires ; la percussion même assez violente du coude ne détermine aucune douleur dans l'articulation, ce qui ne serait pas s'il existait une fracture de la cavité glénoïde.

Ce sont donc des craquements d'arthrite sèche, qu'on ne trouve d'ailleurs que dans cette articulation. E. O.

4 décembre, même état, même traitement.

8 décembre, on perçoit très nettement des frottements fins sous l'acromion, où il existe une douleur à la pression, ainsi qu'à la partie postérieure de l'épaule près du tendon du sous-épineux.

Avant-hier la malade pouvait se coiffer, elle ne le peut plus aujourd'hui.

Abduction n'est possible que jusqu'à un angle de 45°.

Les mouvements en arrière sont possibles et non douloureux.

En avant le bras peut atteindre l'angle droit avec douleur localisée par la malade sur l'attache inférieure du deltoïde.

10 décembre. — Elec., massage. E. O., bains sulfureux. La malade peut se coiffer. Douleurs pendant la nuit dernière, mais tous les mouvements sont faciles et peu douloureux.

Encore quelques craquements articulaires et quelques frottements superficiels, pas d'atrophie.

Elec., massage, E. O., bains sulfureux.

La malade cesse de venir à la consultation.

Cette malade avait eu des douleurs rhumatismales.

Son observation est intéressante ; elle présente le premier jour une violente contusion de l'épaule déterminant une impotence complète, à tel point que l'on songe un instant à une fracture du col de l'humérus.

Le diagnostic de contusion simple se confirme par la réapparition rapide des mouvements du membre, sans autre traitement qu'un enveloppement ouaté.

Mais en même temps apparaissent de forts craquements d'arthrite sèche, qui semhlent être la conséquence de la contusion ? La malade n'en avait pas eu conscience auparavant ?

Et peu après des symptômes très nets de périarthrite aiguë, rapidement améliorée par le massage, l'électricité, les bains sulfureux.

Il est vraisemblable de penser qu'elle eût été totalement guérie si elle avait suivi plus longtemps le traitement.

Observation V (*personnelle*). — *Arthrite sèche. Périarthrite.*

Dem., blanchisseuse, 60 ans, pas d'antécédents rhumatismaux. Santé générale assez bonne.

Elle a fait une chute trois semaines auparavant et pour amoindrir le choc, sa main droite a porté sur le sol. Elle a ressenti dans l'épaule droite une violente douleur qui a persisté pendant quelques jours, surtout pendant la nuit ; le jour même de l'accident, elle n'a pu se servir de son bras.

Le 15 décembre, quand nous la voyons pour la première fois, les douleurs ont beaucoup diminué. Le mouvement d'abduction difficile au lever, se fait mieux pendant la suite de la journée ; seulement au moment où le bras dépasse la position d'angle droit, la malade accuse une vive douleur. Tous les mouvements sont d'ailleurs possibles.

Le moignon ne présente pas d'atrophie sensible. Le deltoïde se contracte bien à la percussion.

Douleurs à la pression, localisées : *a*) près du bord antérieur du deltoïde, prés des attaches inférieures, *b*) sous l'acromion, *c*) en arrière, près des tendons du sous-épineux.

Craquements très nets surtout en avant dans la région sous-acromiale.

Traitement. — Electricité, massage, E. O .

17 décembre. — Bains sulfureux, craquements articulaires et froissements superficiels.

Pas de tuméfaction de la région, aucune douleur en percutant même très fort sur le coude, dans l'articulation.

Au contraire, persistance des points douloureux de la périarthrite.

Même traitement, les mouvements sont toujours très libres.

22 décembre, mêmes observations, la douleur spontanée est très atténuée.

Les points douloureux déjà signalés persistent ainsi que cette douleur spéciale, au moment où le bras dépasse l'horizontale, sans cependant que nous puissions sentir le déplacement d'un tendon, à cet instant. Toujours des craquements articulaires et un foyer de petits craquements superficiels sous l'acromion.

24 décembre, apparition d'un peu de gêne dans le mouvement en arrière,

Même traitement. Bains sulfureux.

Observation VI (*personnelle*). — *Périarthrite traumatique.*

Auguste T..., cocher, 38 ans, vient à la consultation de Saint-Antoine, le 15 novembre 1897. Il a fait, il y a six mois, une chute de cheval et il est tombé sur l'épaule droite. Il en résulta une ecchymose dans toute la région du bras et une impotence du membre. Il n'a pas eu de fracture ; il n'y a eu aucune manœuvre de réduction pouvant indiquer une luxation.

Pendant 8 jours il fut massé par son médecin, puis par sa femme.

A deux reprises, pointes de feu.

Examen. — Il vient ce jour-là parce qu'il souffre dans le moignon de l'épaule et n'a pas de force dans son bras.

Douleurs à la pression près de l'acromion et surtout en pinçant toute la masse charnue du deltoïde, près de son attache supérieure.

Douleur pendant les mouvements irradiant dans tout le bras jusqu'au coude.

Pas de fourmillements dans les doigts.

Mouvements. — L'abduction peut aller jusqu'à la position horizontale. Pour dépasser cettte position, le malade est obligé de se pencher du côté sain.

Le mouvement qui consiste à atteindre avec la face dorsale de la main droite, l'omoplate du côté opposé ne peut s'exécuter et les tentatives faites dans ce but sont particulièrement douloureuses.

Atrophie légère du deltoïde, qui se contracte assez mal à la percussion avec les doigts écartés, mais bien sous l'action du courant faradique.

Craquements superficiels.

Aspect normal du moignon, articulation paraît saine.

Traitement le 15.

Electrisation, massage, gymnastique. Enveloppement ouaté. Bains sulfureux.

Le 17, se trouve mieux. Même traitement.

Le 19, la main droite se porte assez loin en arrière, la main droite arrive à cinq centimètres environ au-dessous de l'angle inférieur de l'omoplate gauche.

Douleur très atténuée.

Même traitement.

Le malade ne revient plus à la consultation à partir de ce jour.

Observation VII *(personnelle). — Périarthrite (?), suite de luxation de l'épaule gauche. — Périarthrite par contusion indirecte de l'épaule droite.*

Coll...., maçon 41 ans.

Est tombé de la hauteur du second étage sur le sol. La main droite a été portée en avant pour protéger la chute, mais l'épaule gauche seule a eu d'abord à souffrir du traumatisme ; elle a été luxée. La luxation ne fut remise que le lendemain le 22 août 1897, et le membre fut immobilisé pendant douze jours environ, dans une écharpe.

La santé générale est bonne ; il n'y a pas eu de rhumatismes.

Le 11 novembre 1897, lorsque nous voyons le malade pour la première fois, il présente dans les deux épaules, des symptômes de périarthrite à des degrés variables.

Epaule droite. Huit jours après l'accident le malade s'est aperçu que son bras droit avait moins de force.

On perçoit des *craquements* fins superficiels, il n'y a pas d'atrophie marquée du deltoïde, qui se contracte bien sous l'action du courant faradique.

Douleurs dans l'abduction à la pression sous l'acromion, mais beaucoup moins qu'à gauche.

Mouvements presque normaux sauf le mouvement du bras en arrière, pas de douleur par la percussion du coude, pas de symptômes d'arthrite.

En somme périarthrite légère due probablement à la contusion indirecte avec rotation du bras par chute sur la paume de la main.

Epaule gauche. — A gauche au contraire on constate :

Une *impotence marquée* ; le malade peut mettre sa main sur sa tête, mais ne peut élever son bras jusqu'à la position horizontale. En avant, les mouvements sont plus faciles ; en arrière le mouvement dont nous avons déjà parlé est impossible.

Atrophie très marquée du deltoïde, qui réagit mal, sous l'action du courant faradique fort, tandis qu'à droite au contraire le deltoïde se contracte bien à la percussion du doigt et sous l'action d'un courant faradique faible.

Douleurs, sous l'acromion, en pressant sur la tête humérale à la partie externe.

Craquements plus nets que de l'autre côté.

Traitement. Tous les deux jours, massage, électricité, gymnastique, enveloppement ouaté, douches sulfureuses.

Dans les premiers jours de décembre, l'épaule droite est guérie, la force du membre est normale ainsi que les mouvements ; il persiste à peine quelques froissements.

L'amélioration est bien moins marquée pour l'épaule gauche.

Le 17 décembre, on constate la disparition des points douloureux, une amélioration dans la réaction des muscles deltoïde, sus et sous-épineux sous l'action du courant électrique et la percussion.

Les mouvements sont plus faciles, mais le scapulum suit l'humérus, dès que celui-ci fait dans l'abduction un angle de 45°.

Les mouvements en arrière sont plus faciles.

Le bras a plus de force.

Observation VIII *(personnelle). Périarthrite traumatique aiguë.*

C..., François, 54 ans, garçon livreur.

Santé générale bonne, pas de rhumatisme, vient à la consultation de Saint-Antoine, le 3 novembre 1897.

Il y a 14 jours, en aidant à charger un établi de menuisier, par suite d'un faux mouvement d'un autre ouvrier, il reçut toute la charge sur l'épaule gauche. Depuis il n'a pu travailler parce qu'il souffre de son épaule et qu'il ne peut se servir de son bras.

Examen : rougeur et légère érosion de la peau au sommet de l'épaule gauche, léger gonflement du moignon.

Douleur, pendant les mouvements, surtout pendant l'abduction, que le malade localise sous l'acromion.

Mouvements très limités : l'abduction est difficile, l'angle inférieur de l'omoplate suit presque aussitôt le mouvement.

Les mouvements en avant et en arrière sont très incomplets, de même que la rotation du membre.

Traitement. Enveloppement ouaté, repos du membre, doit venir le surlendemain.

Il ne vient que le 15 novembre, on constate les mêmes phénomènes, le muscle deltoïde se contracte bien, douleurs moins vives.

Traitement. (Massage, électricité, gymnastique, E.O., bains sulfureux) qui est continué tous les 2 jours.

Dans la suite on note :

Le 24 novembre, un point douloureux en arrière correspondant à la bourse séreuse du tendon du sous-épineux (nerf circonflexe).

Le 1er décembre et les jours suivants, l'apparition de craquements fins et nombreux, surtout dans la région sous-acromiale.

A la fin du mois de décembre, on a obtenu une très grande amélioration. Tous les mouvements sont possibles, sauf le mouvement en arrière

Les points douloureux n'existent plus, les muscles n'ont jamais été atrophiés, le moignon présente un aspect normal.

Observation IX *(personnelle). — Luxation de l'épaule. Périarthrite (?)*

Achille-Joseph C..., 46 ans, mécanicien.

Antéeédents. — Pas de rhumatisme. Bronchite aiguë, il y a deux ans. Blennorhagie il y a 15 ans, sans complications.

Le 9 juin 1897, il menait une voiture à bras, qui fut accroché par un lourd camion. Il fut renversé et son épaule gauche fut projetée sur le trottoir.

Luxation réduite le soir même de l'accident, bras en écharpe.

Peu de jours après massage de l'épaule, qui fut régulièrement continué trois fois par semaine, jusqu'au 24 août dernier; à la salle Broca, où il raconte qu'à deux reprises, on essaya de rompre, sous le chloroforme les adhérences péri articulaires.

5 *novembre.* Il vient à la consultation de Saint-Antoine.

Examen. — Epaule gauche d'aspect normal. *Points douloureux* sous l'acromion, ou en prenant, entre le pouce et l'index le corps charnu du deltoïde.

Les mouvements sont douloureux; aucune irradation dans le membre.

Muscles. — Non atrophiés, sauf peut-être le sus et sous épineux. Tous se contractent bien à la percussion ou sous l'action du courant faradique.

Craquements. — Superficiels et nombreux, dont le malade a parfois conscience.

Mouvements. — Si, le torse nu, on lui fait faire des mouvements des deux bras, on constate en le regardant de dos, que l'omoplate du côté gauche suit immédiatement le membre dans l'abduction et que son angle inférieur se porte fortement en dehors. L'abduction est d'ailleurs très limitée comme tous les autres mouvements.

La force du membre est fortement diminuée.

Traitement. — Au massage nous ajoutons l'électrisation du deltoïde du sus-et-sous-épineux. Douches sulfureuses.

Nous voyons régulièrement le malade trois fois par semaine jusqu'à la fin décembre,

La force est en partie revenue, mais la gêne des mouvements persiste sans amélioration bien marquée.

Étant donné qu'à deux reprises on a pratiqué, sous le chloroforme, des mouvements forcés, on se demande si une troisième intervention de ce genre est nécessaire ?

L'intégrité du deltoïde et des muscles du bras qui sont puissants et se contractent fortement sous l'action des courants faradiques, l'absence de fourmillements, de troubles trophiques font écarter l'idée de névrite.

Les craquements superficiels, la douleur sous-acromiale font penser à une inflammation des bourses séreuses de l'épaule sans toutefois qu'on puisse affirmer qu'une lésion articulaire ne soit pour rien dans la gêne des mouvements.

Observation X *(personnelle).* — *Périarthrite consécutive à une fracture du radius.*

B..., plâtrier, 43 ans.

Le 25 septembre 1897, fracture du radius par enfoncement

à la suite d'une chute sur le paume de la main droite. Aucun appareil n'a été appliqué. Il vient à la consultation parce que sa main est œdématiée et qu'il a dans les épaules des douleurs, qui irradient dans le bras.

1er décembre. — On constate : des signes certains d'une fracture ancienne du radius ; l'apophyse styloïde du radius est remontée. L'axe de la main est dévié.

En outre : une légère atrophie du deltoïde, des craquements fins dans tout le moignon de l'épaule ; l'amplitude des mouvements est diminué, le malade éprouve surtout de la gêne pour boutonner en arrière sa bretelle.

Point douloureux sous l'acromion. Ce sont bien là des symptômes de périarthrite.

Traitement : Massage de la main et de l'épaule.

Amélioration très sensible au bout de quelques séances.

Le malade n'a pas été suivi jusqu'à la fin de son traitement.

Observation XI (*personnelle*). — *Périarthrite consécutive à une fracture de la clavicule.*

M. Marie, ménagère, 39 ans.

A. H. Père hémiplégique, oncle paralysé, sœur aussi paralysée.

Antécédents ; Fièvre typhoïde en 1889, suivie d'une paralysie du bras droit, qui s'est bien guérie.

Fracture de la clavicule le 28 août 1897, qui aurait été méconnue. Jamais d'immobilisation complète du bras ; écharpe et massage immédiat, qui fut continué depuis cette époque, sauf pendant un mois.

Examen. — Cal osseux tiers externe de la clavicule.

Atrophie du moignon de l'épaule ; cependant muscles se contractent bien à la faradisation.

Douleurs, intermittentes le long du bras.

Mouvements impossibles en arrière ; abduction jusqu'à 45°. En avant se font mieux.

Craquements fins et superficiels dans la région sous-acromiale.

Anesthésie, mal limitée de tout le bras droit. qui a été toujours quelque peu parésié depuis la fièvre typhoide.

24 déeembre. L'électrisation commencée le 6 décembre, l'améliore sensiblement. Les mouvements sont plus faciles, le bras a plus de force ; l'abduction et le mouvement en arrière sont encore bien limités.

Il s'agit là d'un cas complexe ; nous ne le citons que pour montrer l'inflammation de la bourse sous-acromio-deltoïdienne consécutive ou contemporaine d'une fracture de la clavicule ; nous sommes plus embarrassés pour interpréter ici l'atrophie deltoïdienne, et surtout les troubles de la sensibilité. Ce sont là des phénomènes de névrite, qui ne sont pas simplement la conséquence du traumatisme, étant donné ce que nous savons des antécédents de la malade.

PÉRIARTHRITES SÈCHES

B. **De causes générales**

Obs. XII *(personnelle)*. — *Périarthrite rhumatismale.*

Mme Er..., 45 ans, locataire d'un bateau lavoir dans les environsde Paris.

Nerveuse, a eu toute sa vie des douleurs dans les deux épaules. Santé générale bonne.

Dans le courant de l'année 1895, elle a senti dans l'épaule gauche des douleurs sourdes, qui augmentèrent peu à peu et devinrent bientôt plus aiguës ; elle put de moins en moins se servir de son bras gauche et fut bientôt dans l'impossibilité absolue de vaquer aux soins de son ménage ; il fallut même l'habiller.

Un traitement fut alors institué par le docteur de l'endroit : salicylate de soude à l'intérieur, application de baume sur l'épaule, sans qu'il en résultât aucune amélioration.

L'épaule paraît être totalement ankylosée. La malade ne se souvient pas d'avoir reçu aucun traumatisme. Nous ignorons quel fut le diagnostic porté à cette époque ; pas de pertes jaunâtres, pas de blennorrhagie, autant qu'on peut en préjuger d'après le traitement suivi et les renseignements fournis par la malade.

Le 27 février 1896, son médecin pratique, sous le chloroforme, la mobilisation forcée de l'articulation et confie au mari le soin de faire du massage.

La malade sent bien une diminution de raideur articulaire, mais l'impotence du membre n'en est pas moins aussi complète.

Nous la voyons pour la première fois le 10 mars 1896, c'est-à-dire peu de jours après cette intervention. Voici ce que nous constatons.

Atrophie des muscles de la région, surtout du deltoïde.

Mouvements très incomplets.

Abduction atteint à peine 40° et l'angle inférieur de l'omoplate se déplace en même temps que l'humérus. Le mouvement qui consiste à porter sur l'omoplate du côté sain, la face dorsale de la main du membre malade est totalement impossible. Quand on veut provoquer les mouvements du membre, on détermine de la douleur.

Douleur localisée sous l'acromion; près des attaches inférieures du deltoïde. Irradiations douloureuses dans tout le membre, particulièrement dans l'index, pas de troubles de la sensibilité.

Craquements fins.

Traitement. Pendant deux mois et demi la malade est soumise pendant trois semaines à la faradisation des muscles de l'épaule (10 minutes) suivie d'un massage de la région.

On lui recommande de faire chez elle des mouvements, d'essayer de se suspendre par le membre malade.

Il n'est jamais constaté aucun phénomène inflammatoire, aucun phénomène d'arthrite et la guérison est obtenue en juin 1890.

Nous avons revu cette malade le 22 décembre 1897, c'est-à-dire après environ dix-huit mois :

Elle s'est toujours très bien servie de son membre, n'en a plus souffert. Elle accuse seulement un peu de paresse. On ne constate plus d'atrophie deltoïdienne ; les mouvements sont aussi libres que du côté sain ; le mouvement arrière, dont nous parlons plus haut, s'effectue comme à l'état normal. La malade continue à vivre sur son bateau-lavoir, dans une humidité constante.

Nous notons dans les deux épaules et même dans les genoux de violents craquements d'arthrite sèche, dont la malade a conscience. Nous ignorons s'ils existaient avant la périarthrite, dont il ne reste plus aucune trace.

Observation XIII (*personnelle*). — *Périarthrite double d'origine rhumatismale.*

Mme B..., concierge, 45 ans.

Antécédents héréditaires. Sa mère, rhumatisante a eu, à 40 ans, des douleurs dans les deux épaules.

Antécédents personnels. — Elle-même, d'une santé délicate, a eu des douleurs à plusieurs reprises. A l'âge de 19 ans, elle a eu des crises nerveuses apparaissant au moment des règles, après lesquelles elle était obligée de garder le lit pendant sept à huit jours. Maintenant encore elle perd connaissance et ne peut supporter aucune contrariété. (Hystérie).

A 40 ans, elle présente des symptômes d'angine de poitrine; elle a des vomissements pendant 3 mois.

Il y a 3 ans, au mois de février 1895, elle était en train de pressser des pommes de terre pour faire une purée, quand elle fut prise tout d'un coup d'une douleur dans l'épaule droite, suivie d'une impotence complète du membre pendant 3 jours. Elle devait se faire habiller.

8 jours après, ce fut au tour de l'épaule gauche d'être impotente et douloureuse, tandis que la douleur droite paraissait diminuer.

En mai 1895, un médecin, qu'elle va consulter fait le diagnostic d'arthrite.

Traitement : pointes de feu ; liniment chloroformé. Ni le salicylate de soude, ni l'antipyrine ne sont supportés. Alternatives de mieux et de douleurs violentes, aiguës, « comme du feu ».

Vient pour la première fois à la consultation de Saint-Antoine en décembre 1895. Elle présente à ce moment :

Epaule gauche. — Douloureuse au repos.

Mouvements. — Douloureux. Quand on veut écarter le bras du tronc, on constate en se plaçant derrière la malade, que dès que le bras a formé avec le tronc un angle de 30 à 40°, l'angle inférieur de l'omoplate se déplace et se porte en dehors ; l'épaule paraît totalement ankylosée et le bras atteint avec peine la position horizontale. Les autres mouvements sont également très limités, douloureux, et l'on observe le même mouvement de sonnette de l'omoplate.

Atrophie complète des muscles deltoïde, sus et sous-épineux, surtout du deltoïde.

Épaule droite. — Craquements fins, quelques douleurs. Les mouvements sont mieux conservés.

Traitement. — Épaule gauche : enveloppement ouaté, immobilisation du bras pendant deux ou trois jours.

Épaule droite : massage, gymnastique. Dès que les douleurs sont moins vives, le même traitement est appliqué à l'épaule droite, qu'on essaye peu à peu de mobiliser.

Trois séances de massage et de gymnastique par semaine ; la malade répète chez elle les exercices de gymnastique.

Durée du traitement : six mois. Guérison complète.

19 novembre 1897. — Nous revoyons la malade. L'épaule droite est entièrement libre, non douloureuse.

A gauche, il n'en est pas de même ; la malade se plaint de douleurs depuis plusieurs jours, d'une certaine gêne quand elle veut balayer.

Le deltoïde est légèrement atrophié, mais se contracte bien. On détermine de la douleur en appuyant sous l'acromion ou en prenant entre le pouce et l'index les attaches inférieures du deltoïde.

Mais les mouvements sont à peu près conservés. En somme rechute légère.

Amélioration sensible après quelques séances de massage et d'électricité.

Aucun symptôme d'arthrite. Au bout d'une semaine la malade ne revient plus ; elle se contente de continuer chez elle sa gymnastique et de prendre des bains sulfureux.

OBSERVATIONS TENDANT A DÉMONTRER LA PRÉDOMINANCE DES PHÉNOMÈNES DE NÉVRITE

OBSERVATION XIV *(inédite). Périarthrites blennorrhagiques.*

Observation due à l'obligeance de M. Hirtz, médecin de l'hôpital Laënnec, recueillie par notre ami Souleyre, externe du service (1er mars 1897).

A..., Joséphine, 20 ans, journalière.

Antécédents personnels. — Fluxion de poitrine à 18 mois, adénite chronique sous-maxillaire et cervicale jusqu'à 13 ans, coïncidant avec une suppuration consécutive à une perforation du lobe de l'oreille. Rougeole à 20 ans (il y a 1 an), qui la força à s'aliter pendant un mois.

Depuis qu'elle s'est levée elle a ressenti des douleurs dans le bras gauche, plus particulièrement à l'épaule. Au repos la malade ressentait un engourdissement du bras et la douleur n'apparaissait qu'à l'occasion des mouvements, quelquefois la nuit au point d'empêcher le sommeil.

Ecoulement jaunâtre, qui a coïncidé avec le début des douleurs articulaires (gonorrhée?).

Peu après, apparition de douleurs dans la jambe droite et dans l'articulation de la hanche, surtout à l'occasion de la marche. Depuis un mois, la malade boîtait; depuis huit jours elle ne pouvait marcher qu'en s'appuyant sur une canne. La flexion du membre était douloureuse (geste de s'asseoir).

Examen. — a) *Épaule*. — A l'examen l'épaule n'a pas d'aspect anormal.

Quand on recherche la douleur à la pression on ne trouve qu'un point douloureux, qui paraît situé au niveau de la tête humérale et correspondre au sommet de la coulisse bicipitale. La douleur provoquée par les mouvements du bras est également ressentie en ce point, sans irradiation dans le membre, Les mouvements les plus douloureux sont ceux de rotation de l'humérus autour de son axe combinés avec l'élévation du bras. La douleur n'est pas spontanée; elle se manifeste toujours à l'occasion des mouvements. Il en est de même la nuit. Le matin au réveil le bras est parfois engourdi jusqu'au coude.

Les mouvements spontanés du bras sont difficiles et même impossibles; la cause n'en est pas tant dans la douleur que dans la faiblesse musculaire consécutive à l'atrophie. Au début la douleur était seule en cause.

Troubles de la sensibilité cutanée de l'épaule gauche : anesthésie commençante à la piqûre, au contact de la région deltoïdienne du grand pectoral (partie externe), du sus et sous-épineux (partie externe).

Dans toutes ces régions on constate de l'atrophie musculaire assez prononcée. La mesure du bras gauche et du bras droit donnent :

	BRAS GAUCHE	BRAS DROIT
Sommet de l'aisselle . .	23 c. 5	26 c.
Pli du coude . . . . . . (avant-bras fléchi à angle droit)	21 c.	22 c. 5

Les réactions électriques sont les suivantes :

Avec un courant de même intensité faradique la contraction est plus intense à droite qu'à gauche (muscles deltoïde et voisins). Il y a contraction au courant galvanique ; pas de réaction de dégénérescence.

L'articulation scapulo-humérale est libre. L'omoplate ne suit point les mouvements imprimés à l'humérus. Il n'y a ni craquements ni raideurs articulaires.

b) *Articulation de la hanche.*

Symptômes douloureux à l'émergence du sciatique sans irradiation sur le membre.

Pas d'atrophie, pas d'anesthésie cutanée.

On porte le *diagnostic* de névrite périarticulaire (hanche et épaule) rhumatismale et secondaire (rougeole) ou blennorrhagique (gonorrhée ?).

Traitement. — Faradisation. Masssage.

16 mars. — Sensibilité revenant peu à peu à l'épaule. Amélioration. Membre plus fort. De même pour la jambe.

22 mars. — Sensibilité de l'épaule normale. Douleurs persistent seulement dans les mouvements de rotation du bras.

6 avril. — Deux vésicatoires ont été posés à la hanche. Amélioration consécutive. La malade se lève et peut marcher un peu. Au bras persistance du point douloureux au-dessous et en avant de l'acromion. Mouvements de rotation du bras encore douloureux.

10 avril. — Même état, la malade quitte l'hôpital.

Remarque. — Dans cette observation où le tableau clinique diffère de celui de la périarthrite tel que nous l'avons observée à Saint-Antoine, tel que Desplats lui même la décrit dans les deux observations où il prétend démontrer l'importance de la névrite et sa priorité sur les autres lésions. En effet, dans les cas qu'il a observés, l'inflammation chronique des séreuses de l'épaule est évidente. Ici il n'en existe aucun symptôme. L'impotence est attribuée à la douleur au niveau de la courbure bicipitale (terminaison du circonflexe ?) et plus tard à l'atrophie consécutive à la névrite.

C'est donc nettement une névrite périphérique, guérie à l'épaule par les moyens applicables à la périarthrite commune, améliorée à la hanche par l'application d'un vésicatoire.

Nous avons tenu à publier en regard de nos observations personnelles ce cas particulier qui cadre si bien avec la doctrine de Desplats et de Tillaux, pour démontrer qu'à côté de la théorie commune, de Jarjavay-Duplay, qui nous a paru s'appliquer à la grande majorité des cas, il y avait place pour la première, moins générale, mais non moins vraie.

Cette observation peut rentrer à la rigueur dans le cadre de la périarthrite, dont elle diffère par la prédominance de la névrite, ordinairement secondaire, et par l'absence de l'inflammation des séreuses de l'épaule, cause ordinaire des raideurs articulaires, et parfois très nettement seule en cause. On pourrait donc diviser les périarthrites en trois grandes classes :

1° Les périarthrites sans phénomènes de névrites.

2° Les périnévrites pures.

3° Les formes mixtes, avec prédominance de la lésion des bourses séreuses.

Ce sont les plus fréquentes.

Nous avons adopté une division cliniquc, qui nous a paru plus commode que cette division basée sur la pathogénie et trop schématique.

Observation XV. — *Observation I, Desplats.*

D.... Alexandre, cordonnier, âgé de 34 ans, entre à l'hopital Sainte-Eugénie, le 27 septembre 1877. A la suite de gymnastique, il avait éprouvé 11 jours auparavant, une vive douleur dans l'épaule gauche. Cette douleur depuis ne s'était pas calmée. Une douzaine d'années précédemment, à la suite d'une fièvre typhoïde, ce malade avait eu des douleurs dans les membres inférieurs. Pas de fièvre au moment de l'entrée, mais il y en avait eu quelques jours plus tôt. Du côté de l'épaule un peu de gonflement; ni rougeur, ni chaleur ; douleurs spontanées s'exagérant par la pression et les mouvements ; grande faiblesse dans tous les membres, rien ailleurs.

(Ventouses scarifiées, injection morphinée, enveloppement ouaté). Deux jours après la douleur persistant sans signes nouveaux : 8 grammes salicylate de soude.

Traitement variable, douleurs persistant jusqu'au 6 octobre, où nous reprenons l'observation :

« Le 6, depuis quelques jours, les muscles du membre supérieur gauche semblent s'atrophier, une exploration attentive confirme les craintes et montre que le deltoïde a perdu beaucoup de son volume, ainsi que le biceps et même les muscles de l'avant-bras.

La mensuration donne les résultats suivants :

	M. droit	M. gauche
Poignet	0^m16	0^m16
Tiers supérieur de l'avant-bras	0^m26	0^m23
Partie, du biceps	0^m27	0^m24

L'exploration électrique apprend que le deltoïde répond lentement à la faradisation et seulement aux courants un peu intenses, et que les faisceaux postérieurs sont insensibles, les autres muscles se contractent bien.

Le malade ne peut du reste, soulever le bras et c'est à peine s'il parvient avec de grands efforts à faire un angle de 45° avec le tronc. Frictions, faradisation, bains sulfureux.

Le 15,	Poignet	0m16
	Avant-bras	0m24
	Bras	0m245

Desplats fait à ce malade trois anesthésies et trois ruptures d'adhérences.

Et voici ses conclusions :

« On peut résumer cette observation de la manière suivante :

Rhumatisme articulaire pendant lequel se produit une périarthrite, bientôt accompagnée d'uue atrophie musculaire généralisée du membre supérieur gauche. Ce n'est qu'au cinquième mois de la maladie qu'on a l'idée d'explorer les nerfs et de se demander s'il ne sont pas la cause de l'atrophie. On trouve le plexus brachial douloureux, la douleur s'étend même sur le trajet du médian. Pendant plusieurs semaines on voit la douleur se propager par d'autres branches nerveuses et céder seulement à l'emploi des révulsifs. (Ventouses scarifiées et vésicatoires).

Enfin à cette distribution particulière de la douleur s'ajoutent plusieurs furoncles, un épaississement très notable de la peau et du tissu cellulaire sous-cutané, et à deux reprises au moins des sueurs locales coïncidant avec des crises douloureuses. Il n'y a donc pas de doute sur la coexistence de l'atrophie musculaire et de la névrite, mais le moment où fut faite l'observation ne permettait pas d'affirmer que la névrite eût causé l'atrophie.

Un malade qui entra vers la fin janvier dans mon service et qui présenta à la fois de la névrite et de l'atrophie permet de tirer cette conclusion. »

Voici cette observation abrégée.

Observation XVI. (*Abrégée*).

Corsin (Léopold), 51 ans, cordonnier et père de cinq enfants bien portants.

Rentré en France après une traversée de sept mois pendant laquelle il souffrit beaucoup du froid, cet homme éprouva pendant les hivers de 1854 et 1855, des douleurs rhumatismales dans les deux épaules. A la suite de l'immobilité prolongée, il se produisit dans les articulations des adhérences qu'on dut rompre à plusieurs reprises.

Sa guérison fut complète et jusqu'au mois de janvier 1878 les mouvements de ses épaules furent parfaitement libres.

Il entra le 28 janvier à l'hôpital Sainte-Eugènie, se plaignant de vives douleurs dans le coude et l'épaule gauche. Il en faisait remonter le début à un mois environ.

Le jour de l'entrée, apyrexie, léger gonflement du coude, immobilité de l'épaule attribuée à la douleur. Bains sulfureux, frictions.

3 février. — Salicylate, 6 gr., dose élevée progressivement jusqu'à 8 et 12 gr.

Effet nul, suppression au bout d'un mois.

3 mars. — On constate l'atrophie des muscles de l'épaule: deltoïde sus et sous-épineux grand dorsal. A ce moment, l'exploration du plexus brachial montre qu'il est très sensible à la pression. Quelques jours après, le malade étant anesthésié, les adhérences furent rompues sans difficulté et on administre pendant les jours suivants une douche froide.

21. — Les douleurs étaient très vives et ne permettaient pas au malade d'essayer un mouvement. Elles occupaient toujours les points signalés dans la périarthrite scapulaire.

25. — Nouvelle anesthésie et nouvelle rupture des adhérences qui s'étaient produites.

5 avril. — Troisième et dernière anesthésie.

Pendant ce temps le plexus brachial était toujours douloureux à la pression et il y avait de l'atrophie des muscles signalés plus hauts. Le tissu cellulaire était notablement épaissi et il se produisait sur l'épaule, dans le dos et sur le bras une éruption de boutons assez rares mais volumineux et dont la cicatrisation était très difficile.

En même temps que disparaissait la douleur au niveau du plexus brachial et sur le trajet des nerfs s'effaçaient tous les signes d'atrophie et le malade paraît récupérer tous les mouvements.

La guérison fut complète à la fin du mois.

PÉRIARTHRITES AVEC ÉPANCHEMENT

Observation XVII. — (*Jarjavay. Obs. V*).

Trouillet (Emile), âgé de 27 ans, potier de terre, entre le 30 octobre 1862 à l'hôpital Saint-Antoine, salle Saint-Lazare, n° 5, d'une bonne constitution. A ressenti dans l'épaule gauche, depuis cinq jours, une douleur qui l'a empêché de travailler. Aucune violence ne peut expliquer la cause du mal ; nous remarquons seulement, que dans l'exercice de sa profession, il est journellement soumis à des alternatives fréquentes de température. Il n'y a pas eu de fièvre.

Etat actuel le 31 octobre. — Tuméfaction dans le moignon de l'épaule ; point de rougeur de la peau. Mais T... ne peut se servir de son bras gauche ; quand on le porte dans l'abduction, la douleur est très vive ; il en est de même quand on le porte en avant ou en arrière, quand on lui fait subir des mouvements de rotation, quelle que soit la direction de l'humérus. L'épaule comme le tronc sont inclinés du côté gauche, et le malade ne peut laisser pendre son bras, qu'il maintient avec la main droite, absolument comme les blessés, atteints d'une fracture de la clavicule. Dans la partie la plus tuméfiée qui est immédiatement au-dessous de l'acromion, on constate une fluctuation profonde en plaçant le pouce et l'index d'une main, l'un sur la partie antérieure, l'autre sur la partie postérieure du moignon de l'épaule et en comprimant perpendiculairement et brusquement, avec l'index et le médius de l'autre main, la partie moyenne et externe de la région. Une ponction exploratrice est pratiquée immédiatement au-dessous du bec acromial avec la pointe d'un bistouri *ad hoc;* issue de deux cuillerées à bouche environ d'une sérosité parfaitement limpide et transparente, très fluide, non filante. La douleur est soulagée par l'issue de ce liquide, mais ne permet pas néanmoins les mouvements spontanés du membre dans une grande étendue. Compresses trempées d'eau végéto-minérale, écharpe ; deux ponctions.

4 novembre. — Les mouvements du bras sont notablement moins douloureux ; mais la tuméfaction est encore plus grande, la fluctuation aussi facile à constater. Nouvelle ponction : issue d'une nouvelle quantité de sérosité présentant les mêmes caractères. Dans les mouvements communiqués, nous ne trouvons point de bruit au niveau de l'acromion.

Même prescription.

6 novembre, —Le malade porte le bras en avant jusque dans la position horizontale ; la douleur a considérablement diminué ; on constate de nouveau, par le procédé sus-indiqué, une certaine quantité de liquide ; quand l'humérus tenu dans l'abduction et perpendiculairement à l'axe du tronc, on lui imprime des mouvements de rotation, point de bruit, mais la douleur devient plus vive.

8 novembre. — Encore une ponction ; issue de la même sérosité en moindre quantité, il est vrai ; d'ailleurs même état.

10 novembre. — La fluctuation a reparu, application d'un vésicatoire volant sur le moignon de l'épaule.

12 novembre. — Epistaxis dans la journée d'hier, nausées, langue saburrale ; point d'appétit ; point de fièvre. Une bouteille d'eau de Sedlitz.

15 novembre. — Les mouvements spontanés du bras ont plus d'étendue, la tuméfaction et la douleur ayant considérablement diminué. Quand on soulève le bras dans l'abduction, au moment où l'humérus atteint l'horizontale, c'est-à-dire quand le trochiter glisse sous l'acromion, le malade accuse de la douleur et il se produit une espèce de craquement.

— Recommandation au malade d'exercer son bras, on supprime l'écharpe ; l'appétit est complètement revenu ; deux portions.

17 novembre. — T... Se trouvant parfaitement bien demande à sortir. Nous constatons encore qu'un bruit se produit toutes les fois que l'humérus est élevé assez haut dans l'abduction. Exeat.

Le 25 novembre suivant : T... rentre salle Saint-Lazare n° 2. Il se plaint de ne pouvoir se servir de son bras gauche, il peut à la vérité porter ce membre en avant ou en arrière, mais dans le mouvement d'abduction, il est arrêté par la douleur. L'avant-bras est fléchi sur le bras et une sensation de fatigue se fait sentir au-dessus du pli du coude, rigidité du corps charnu du biceps. Si l'on porte le bras dans l'abduction de manière à lui faire atteindre l'horizontale, un craquement se produit sous l'acromion, et la douleur est plus vive. Des mouvements de rotation de l'extrémité supérieure de l'humérus sur l'acromion, pendant que l'os est horizontal, donnent lieu aux mêmes observations.

L'extension de l'avant-bras sur le bras, occasionne une souffrance au pli du coude.

Nous avons recours à l'électricité : les deux pôles sont appliqués sur les attaches du deltoïde et du sus-épineux successivement. De cette façon, la contraction forcée de ces muscles lève le bras malgré la douleur.

Cataplasme de farine de lin. — Quatre frictions.

Les jours suivants nous constatons les mêmes symptômes, c'est-à-dire que nous produisons de la douleur et un bruit toutes les fois que nous faisons glisser dans un sens quelconque le sous-bras et le trochiter de l'humérus sous l'acromion. Toutes les fois, au contraire, que l'on fait mouvoir l'humérus pendant près du tronc, c'est-à-dire toutes les fois que la tubérosité osseuse n'est pas en contact avec la voûte acromiale, aucune douleur ne se fait sentir, aucun bruit ne se fait entendre. Nouvelle application de l'électricité sur les mêmes mêmes muscles.

Dès le 15 décembre. — La douleur est tolérable ; le mouvement spontané d'abduction a une certaine étendue; le 20 ; il porte le bras au-dessus de l'horizontale.

Il est tous les jours soumis au même traitement. Il sort le 26 sur sa demande. A cette date, nous constatons que le soubresaut et le bruit persistent, quoique plus faibles, toutes les fois que le trochiter s'enfonce sous la voûte acromiale pendant l'élévation du bras porté dans l'abduction, ou quand il s'en dégage en retombant près du tronc.

Observation XVIII *(inédite)*

Cette observation a fait l'objet d'une clinique du professeur Tillaux. — Recueillie et communiquée par M. Pasteau, interne du service.

L. M. H. — *Antécédents* bacillaires ; sa mère est morte à 45 ans d'une pleurésie. Elle-même a eu la gourme, la blépharite et des adénites cervicales multiples vers l'âge de 12 ans.

Santé toujours délicate. — Arrivée à Paris il y a 6 ans, elle s'est placée comme domestique. Elle s'enrhume facilement, tousse tous les hivers, mais elle n'a jamais craché de sang.

Pertes blanches, ne souffre pas en urinant.

Le 8 novembre 1897. — Elle se réveille avec une sensation de lassitude générale et de courbature. Elle veut reprendre ses occupations mais elle est obligée de s'aliter à quatre heures de l'après-midi. Elle avait alors un peu de fièvre.

Le 9 et 10 novembre. — La température monte et se maintient élevée le 11 au matin. Jusque là pas de localisations articulaires.

Le 11 novembre. — Apparition d'une douleur dans l'épaule droite et depuis ce jour elle ne peut plus se servir de son bras.

La région est rouge, douloureuse au toucher, chaude.

Le 20 novembre. — Une ponction est faite avec une seringue de Pravaz. L'on recueille un liquide clair.

La malade entre à l'hôpital le 23 novembre.

Toute la région de l'épaule est rouge, tuméfiée, chaude. La malade ne peut se servir de ses membres ; mais de petits mouvements communiqués à l'articulation ne sont pas douloureux.

Les jours suivants, les phénomènes inflammatoires s'atténuent et la tuméfaction se limite en se localisant dans la partie antérieure de la région.

Néanmoins les phénomènes douloureux persistent, sans force d'ailleurs, et à cause d'une fluctuation bien nette, on fait une ponction avec une seringue de Pravaz, sans qu'on puisse donner issu à aucun liquide.

Etat actuel (2 décembre). — La région de l'épaule est déformée il existe une saillie au niveau de la partie antérieure de l'articulation.

Les creux sus et sous-claviculaires sont normaux. Le bras est maintenu en rotation interne; l'épitrochlée regarde en dehors et en dedans, pas de rougeur.

Il semble exister une légère atrophie au niveau des régions sus et sous-épineuse. Cette atrophie existe aussi au bras. Le tour du bras, à la partie moyenne est de 26 centimètres à gauche, de 24 centimètres à droite. Pas d'atrophie de l'avant-bras.

Tuméfaction assez bien limitée, siégeant au niveau de l'extrémité supérieure de l'humérus en avant de l'articulation, surtout bien limitée en dedans et en bas, haute de 7 centimètres.

Peau non adhérente et non épaissie.

En somme tumeur fluctuante, assez tendue siégeant sous le deltoïde.

Il existe un point nettement douloureux à la pression sur le bord de l'acromion au niveau de la limite postérieure de la tuméfaction.

Pas de point douloureux sur l'humérus; la tête n'est pas douloureuse dans l'aisselle.

De petits chocs sur le coude fléchi ne provoquent pas de douleurs.

Mouvements spontanés très limités, déplacement de l'omoplate en même temps que l'humérus.

Des mouvements provoqués, le plus douloureux semble être l'extension du bras. La flexion et l'abduction directe se font sans douleur jusqu'à 45°.

Le mouvement de rotation en dehors est très douloureux. C'est à peine si on peut amener l'épitrochlée à regarder facilement en dedans.

Etat général — Poumon, respiration un peu rude au sommet droit, craquements après la toux en arrière, (tuberculose au début), cœur normal.

10 décembre. — Opération, faite par M. le professeur Tillaux dans l'anesthésie chloroformique.

Incision verticale au niveau du bord antérieur du deltoïde et partant de l'acromion, grande incision perpendiculaire, à la première et allant parallèlement à l'acromion sur une longueur de 7 centimètres.

On coupe les fibres du deltoïde, on écarte en bas et en arrière le lambeau musculo-cutané.

Sous le deltoïde on trouve une collection transparente, visqueuse, de couleur citrine, entourée par une paroi peu épaissie. Ablation de la poche.

La tête humérale et l'acromion sont explorés : pas de point osseux dénudé, sutures musculaires à la soie, sutures de la peau aux crins de Florencé, drainage sous-cutané.

Suites opératoires normales. Pas de température.

14 décembre. — Ablation du drain.

18 *décembre*.— Ablation des fils, réunion par première intention.

10 janvier. — Il existe peu d'atrophie du deltoïde. La malade commence a faire des mouvements un peu plus étendus. Mais ceux-ci sont encore douloureux, dès qu'on veut leur faire atteindre une certaine amplitude. Il n'y a plus de douleur spontanée. La malade part en convalescence.

Observation XIX. — *Périarthrite scapulo-humérale à pneumocoques. Thrombose de la veine axillaire.* — (Société de chirurgie, 27 mai 1891. Schwartz).

« Il s'agit d'un homme de 45 ans, cocher, qui est entré dans le service du Dr Lecorché, à la maison municipale de santé, le 27 mai. Il est tombé malade chez lui. Il a eu tous les signes d'une pneumonie, dont il ne reste plus que des traces, quand il entre à l'hôpital. Deux jours après, il est pris dans le bras gauche de douleurs atroces, en même temps qu'on observe un gonflement de toute la région de l'épaule, qui devient rouge et tendue.

L'examen sommaire permet de constater l'existence d'une énorme collection purulente, véritable abcès critique des anciens, qui entoure toute l'articulation scapulo-humérale, sans l'intéresser, puisque ses mouvements sont libres et qu'on ne perçoit aucun signe d'arthrite.

La température, fait remarquable, malgré l'acuité des symptômes locaux ne dépasse pas 37° 8 le soir.

Mais le pouls est fréquent, la langue est sèche. L'examen du thorax permet de constater encore quelques râles fins (de retour) dans le côté gauche.

Je diagnostique un abcès périarticulaire sous le deltoïde et fais recueillir le pus dans une éprouvette stérilisée, pensant qu'il pouvait s'agir d'une collection purulente à pneumocoques.

Large incision de l'abcès le 31 mai, il s'en écoule un pus très épais, visqueux et en quantité considérable.

Le lendemain, chute de la température à 37°, mais la langue reste sèche encore pendant 11 à 12 jours.

Lavage de la cavité au sublimé à 1/4000. Pansements humides phéniqués faibles.

Le 12 juillet le malade présente un œdème énorme du bras par thrombose de la veine axillaire. Celui-ci ne disparaît que lentement sous l'influence de la compression et du repos, et après une convalescence d'un mois encore. Il sort enfin, ne conservant plus qu'un peu d'œdème de la main et de l'avant-bras.

La région axillaire est indurée au niveau de sa paroi externe.

Voici la note, qui m'a été remise par M. le Dr Netter, à qui j'avais remis le pus enlevé : « Celui-ci est visqueux. Examiné au microscope, il fourmille d'organismes ovoïdes à extrémités effilées, anguleuses, généralement disposés par deux, et dont un grand nombre sont entourés d'une capsule.

Ensemencé sur gelose à 37°, ce pus donne naissance à un développement exclusif de colonies fines, transparentes des mêmes organismes lancéolés, elles conservent le même caractère dans les cultures ultérieures.

Ces microcoques sont identiques à ceux obtenus par la culture du sang du cœur des souris (177 et 178), inoculé avec le pus et qui ont succombé, la première le 3e jour, la deuxième le 2e jour, après inoculation sous la peau et le péritoine.

Les deux animaux présentaient une rate énorme et leurs organes renfermaient une quantité de diplocoques lancéolés ».

Il s'agissait manifestement pour toutes ces raisons, d'un abcès renfermant exclusivement des pneumocoques.

OBSERVATIONS COMPARATIVES

Observation XX. — *Contusion de l'épaule*

B..., serrurier, 19 ans.

Pas d'antécédents rhumatismaux. A reçu, huit jours avant un coup de manivelle sur l'épaule droite, dont il n'a pas souffert tout d'abord. Depuis trois jours, il ressent dans cette épaule des douleurs, surtout pendant la nuit.

Les mouvements sont douloureux, mais possibles.

Pas de douleurs localisées.

Pas d'atrophie

Pas de frottement.

Nous pensons à une contusion simple. Le malade est d'ailleurs rapidement guéri. (Deux séances de massage. enveloppement ouaté.)

Observation XXI. — *Douleur rhumatoïde de l'épaule*

Gl... blanchisseuse, 45 ans, pas d'antécédents rhumatismaux.

— Il y a cinq ou six mois pour empêcher sa chute, le bras droit écarté du tronc a assez fortement porté contre un mur.

Vient à la consultation de Saint-Antoine le 3 décembre.

Se plaint de douleurs dans l'épaule droite, principalement la nuit.

Pas de modifications apparentes dans la région de l'épaule, pas d'épanchement articulaire, aucune douleur en percutant sur le coude; aucun des signes douloureux de la périarthrite, pas de gêne dans les mouvements. Aucun craquement.

On recherche l'albumine dans les urines ;

Quelques traces. (Jadis la malade a eu les jambes enflées) ?

Diagnostic. — Il ne s'agit évidemment pas d'arthrite. ni de périarthrite

Sans pouvoir autrement spécifier sa nature nous dirons, dans ce cas ;

Douleur rhumatoïde de l'épaule consécutive à une contusion indirecte.

Observation XXII. — *Arthrite aiguë.*

F..., Eugène, 18 ans, maçon, est tombé, quatre semaines auparavant, en portant une charge sur son épaule gauche. Le choc a porté sur cette épaule.

Il n'a jamais eu de rhumatisme articulaire, mais il raconte qu'il est entré à Saint-Antoine un an auparavant pour une arthrite aiguë blennorrhagique de cette même épaule. Il est resté en traitement six semaines et il a parfaitement guéri sans aucune raideur articulaire. Cependant quelquefois, il souffre de son épaule la nuit, quand il s'est livré à des efforts violents. Le repos suffit pour amener la disparition de ces douleurs.

19 novembre 1897. — Il n'a pas eu de récidive de sa blennorrhagie, et actuellement on ne constate pas de traces d'écoulement chronique.

Examen. — *Rougeur* de la peau du moignon de l'épaule (le malade a appliqué une mouche de Milan).

Empâtement surtout en avant du creux de l'aisselle.

Palper très douloureux.

Douleurs lancinantes surtout la nuit.

L'examen douloureux n'est pas poussé plus loin ce jour-là. On pense à une périarthrite traumatique et on conseille au malade d'immobiliser son épaule, après lui avoir fait un enveloppement ouaté.

21 novembre 1897. — Deux jours après l'acuité de la douleur persiste, tout le moignon est douloureux à la pression. La rougeur de la peau, l'empâtement de la région antérieure de l'aisselle semblent plutôt augmentés. A la moindre percussion du coude, le malade accuse une violente douleur dans l'articulation. Pas d'atrophie du deltoïde.

Il s'agit donc d'une arthrite aiguë, peut être gonoccoccique, étant donnés les antécédents. En tout cas la périarthrite, si elle existe, est ici un phénomène secondaire.

Le malade entre à l'hôpital.

CONCLUSIONS

Au point de vue de la pathogénie de la périarthrite scapulo-humérale nous poserons les conclusions suivantes :

1° Jarjavay a su établir le rapport qui existait, d'une part, entre l'inflammation aiguë de la bourse séreuse sous-acromiale, cliniquement constatée; les lésions chroniques de cette même séreuse trouvées dans le cours de ses dissections; et d'autre part, les symptômes interprétés par ses prédécesseurs comme la conséquence d'une luxation de la longue portion du biceps huméral.

2° Duplay a démontré par une autopsie la vérité de cette conception, et il a décrit sous la dénomination de « périarthrite scapulo-humérale » la forme chronique d'une affection dont Jarjavay avait surtout étudié la phase aiguë.

3° D'autre part, Tillaux a rapporté, pour la plupart des cas, ce syndrome clinique à une névrite du circonflexe, tandis que Desplats, plus catégorique, a nié d'une façon absolue l'existence d'une inflammation de la bourse séreuse sous-acromiale, en dehors d'une inflammation primitive du nerf.

4° Cette pathogénie nous a paru être exceptionnelle, mais vraie cependant (Obs. XIV). Nous avons pensé plutôt dans la majorité des cas, à une lésion primitive de la bourse séreuse sous-acromio deltoïdienne avec la possi bilié d'une névrite contemporaine ou consécutive.

Au point de vue clinique, nous dirons :

1° Que la périarthrite scapulo-humérale est une affection fréquente.

2° Qu'elle peut être traumatique ou relever d'une cause générale.

3° Qu'elle peut se présenter sous deux formes cliniques.

a) la *périarthrite à forme sèche ou plastique* (forme Jarjavay-Duplay) qui peut être *aiguë ou chronique.*

b) la *périarthrite avec épanchement séreux ou suppuré.*

4° que la forme sèche ou plastique que nous avons surtout étudiée, peut être d'un pronostic grave, au point de vue des fonctions du membre supérieur, si elle est méconnue ou mal soignée.

5° que le traitement, qui doit être surtout local, peut se résumer ainsi :

a) dans la forme aiguë immobilité et enveloppement ouaté du moignon. — Faire rapidement du massage, de la gymnastique du membre. — Douches sulfureuses.

b) dans la forme chronique, rompre sous le chloroforme les adhérences fibreuses, si elles sont anciennes. — Faire suivre cette manœuvre de séances répétées de massage, de gymnastique. Application de courants faradiques sur les muscles atrophiés. — Douches sulfureuses.

c) Quand il y a un épanchement, évacuer par une ponction simple s'il est séreux, par une incision large s'il est purulent.

Le traitement indiqué pour les formes précédentes est applicable aux raideurs articulaires consécutives, à moins de processus inflammatoire nouveau.

INDEX BIBLIOGRAPHIQUE

JARJAVAY. — *Gazette hebdomadaire*. 1867, pages 335 et 357.

DUPLAY. — Mémoires reçus. *Archives générales de médecine*, 1872. — *Progrès médical* 1573, page 325.

P. TILLAUX. — *Traité de chirurgie clinique*, t. I, page 587, 4e édition.

GAUTHIER. — *Thèse* de Paris, 1875.

P. JUANCHUTO de Cambo. *Thèse* de Paris, 1879.

ROUSTAN. — Lésions périarticulaires de nature rhumatismale, *Montpellier médical*, mai 1889.

V. P. GIBNEY. — *De la périarthrite*, étude clinique d'après 47 observations. *New-York med. journal*, mai 1881.

BERNE. — Traitement des périarthrites par le massage méthodique 30 juillet 1887. *Union médicale*.

DESPLATS. — Traitement de la périarthrite scapulo-humérale et des troubles trophiques qui l'accompagnent par Desplats. *Journal des sciences médicales*. Lille 20 mars 1891.

AMIDON. — Périarthrite de l'épaule. *Americ. médic. surg. Bull.* 21 mars 1896.

DESCHE. — *Thèse* de Paris, 1892.

SCHWARTZ. — *Soc. de chirurgie*, 1891, t. XVII, page 383.

P. POIRIER. — *Anatomie*, t. I, page 581.

LAGRANGE. — Epaule. (*Dictionnaire encyclopédique des sciences médicales*).

Le Mans. — Imprimerie Ed. Monnoyer. — Janv. 1898.

www.ingramcontent.com/pod-product-compliance
Ingram Content Group UK Ltd.
Pitfield, Milton Keynes, MK11 3LW, UK
UKHW021559260726
13993UKWH00002B/928